脉学心解

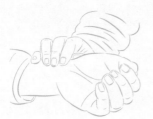

陈启松 著

SPM
南方传媒

广东科技出版社
全国优秀出版社

· 广 州 ·

图书在版编目（CIP）数据

脉学心解 / 陈启松著 . —广州：广东科技出版社，2023.7
（2024.3重印）

ISBN 978-7-5359-8012-0

Ⅰ.①脉… Ⅱ.①陈… Ⅲ.①脉学—研究 Ⅳ.①R241.1

中国版本图书馆CIP数据核字（2022）第210883号

脉学心解
Maixue XinJie

出 版 人：严奉强
责任编辑：李 芹
装帧设计：友间文化
责任校对：高锡全
责任印制：彭海波
出版发行：广东科技出版社
    （广州市环市东路水荫路11号 邮政编码：510075）
销售热线：020-37607413
https://www.gdstp.com.cn
E-mail：gdkjbw@nfcb.com.cn
经 销：广东新华发行集团股份有限公司
印 刷：广州一龙印刷有限公司
    （广州市增城区荔新九路43号1幢自编101房）
规 格：889 mm×1 194 mm 1/32 印张4.25 字数100千
版 次：2023年7月第1版
    2024年3月第2次印刷
定 价：39.80元

如发现因印装质量问题影响阅读，请与广东科技出版社印制室联系调换
（电话：020-37607272）。

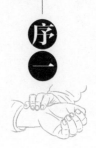

序一

2012年夏，初闻陈师有作脉学专书之志，十年磨剑终成《脉学心解》大作。多年君子之交，感恩陈师之教导，今嘱余作序，乐为之序。

陈师为人谦逊，淡泊名利，志在中医，临床中特重脉诊，又多开中药处方，是我在广州中医药大学有缘遇到的对中医药特别有信心的少数中医师之一，也是在今日中西文化结合教育中能够承传优秀传统中医精神的少数中医人之一。

中医源自中华民族的生活与文化，可谓是"天人合一的哲学观，德术兼备的入世行，人体本能的诊断法，师法自然的治疗术"。在哲学而科学的实践中，中医观察人体的阴阳气血、脏腑寒热虚实等变化，并将此作为自身特色。陈师希望吾人勿迷失在追求形态学、病理学里，这是非常正确的观念。今日中西医学各有所长，能善用中西医，结合其长，是可以进一步提高临床疗效的。

　　陈师之脉学，融汇古今，自成一家；本书的《应用篇》，多为陈师多年学习理论与临床积累的心得，取名《脉学心解》，是名实一致也。本书非常宝贵，是一部值得推荐给大家的好书。

新西兰奥克兰莲花中医诊所

矢建国　博士

2022年1月

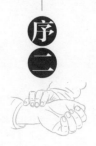

序二

脉诊是中医最有特色的诊断方法之一，但是其道易学难精，古人形容为"心中了了，指下难明"。"难明"有主客观两方面因素：客观方面，人们的脉象本来就是多变的，不仅不同体质的人脉象不同，即使是同一个人，在不同年龄、不同季节甚至同一天的早晚，脉象都会有变化，更不要说在复杂的疾病状态下了。主观方面，就是诊脉者的努力问题了，首先是是否对脉学理论有深刻的钻研，其次是是否经过反复实践体会，最后是否善于综合判断。因为脉象尽管复杂，但还是有规律的。研究规律、掌握规律并注意参合机变，就不至于"指下难明"了。

古人对于脉象的规律，已经有数千年的研究。有记载者，战国名医扁鹊就擅长脉诊，司马迁在《史记》中说："至今天下言脉者，由扁鹊也。"扁鹊的医书失传已久，近年出土了不少脉学文献，如长沙马王堆汉墓帛书《阴阳脉死候》《脉法》、江陵张家山汉墓简书《脉书》、成都老官山汉墓简书《逆顺五色脉藏验精神》《敝昔诊法》等，使人们得以一睹早期脉诊的精彩内容。传世医学经典《黄帝内经》《难经》《伤寒论》中也有系统而丰富的脉诊文献，这些文献奠定了后世脉诊的理论基础。从晋朝王叔和开始，《脉经》《脉诀》等脉诊专书不断出现。在中医望闻问切四诊中，研究切诊中脉诊的文献可以说是最多的。脉象与人体、疾病的关联性，在古代医学文献中得到了全面的揭示，形成了系统的理论。

虽然脉诊是有规律的，但又不是机械的。在现代，人们曾利用各种科学描记设备，辅之以大数据分析来研究脉象，然而进展不大，学习脉诊的途径仍然要靠勤学苦练。古代文献繁多，其中既有经验也有教训，需要去伪存真，现代中医教科书对此已有较规范的整理，是学习的范本，然后还要实践验证，最好能有老师进行具体指导，这有助于直接体会和学习。然而由于脉象复杂，教科书不可能过多解读，许多医生虽有丰富经验，又不一定擅长用言语表达，故对于学习者来说，要想学好脉诊仍觉不易。

陈启松教授是我的老朋友和老同事，专职从事中医诊断学的研究和教学多年。他本着自己读书、临证和教学的经验，写成《脉学心解》一书。我通读之后，感受最深的就是"心"字。可以看到陈教授一是用心体会，注意将基础知识与临床实践紧密结合，对于古人所论无不根据实践进行验证和发挥，然后加以系统整理，条理清晰，不尚矜奇。二是用心传道，书中不但将心得倾囊相授，一一道来，而且善于讲解。他积累了多年的理论与临床教学经验，知道学习者的疑难所在，故文字谆谆尚嫌不足，又辅之以详尽图示，有针对性地致力于解决前面提到的种种疑难，充分体现了作者从事脉诊教研多年的学识和素养。

本书诚然是一本优秀的脉诊学习参考书，相信对于中医工作者、爱好者学习和提高脉诊技术大有裨益。故乐为之序。

浙江中医药大学教授

郑洪

2022年7月

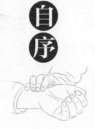

自序

孙真人曰：不知易者，不足以言太医。我曰：不知脉者，不足以言名医。脉者，气血之通道也，寸口乃脉气汇聚之处，借灵巧之指腹以探之，可窥脏腑之盛衰，可查气血之强弱，可辨寒热之属性，实为诊疾之指南、辨证之依据，为医者能不知之乎？观当今之医，诚如仲景所言"省病问疾，务在口给"，能知脉者寥寥无几，即或诊脉，也只是略知浮沉迟数之大概，鲜有细探寸关尺分候之细微差异者也。遣方用药，仅凭臆断，无异于盲人骑瞎马、黑灯走夜路，即或中一二，也不知其所以然。呜呼！脉诊之危，至于是也。

时代变迁，西医强势，再加以脉诊难学，令后学者畏之疑之，实则无可奈何也。作为中医之一分子，每每忧心忡忡，恐此道亡失于我辈，遂不揣浅陋，斗胆提笔，将我对脉诊之体会和理解，以现代语言，更配以图解，形之于笔端，希冀对学习者有所帮助。

扁鹊有独取寸口之说，《素问》定三部九

候之论，开脉诊之先河，定脉法之准则，后世遵从，延数千载而不绝，而今式微。然我笃信真经不会泯灭，奥旨终可阐明。习者惟当静心研究，勿受非议之扰，勿畏艰难之困，待登堂入室，则先贤之义可明矣。

我素爱脉诊，脉理精微，仅识皮毛，请为指正。

扁鹊言脉天下一，
岐黄灵素传真谛；
若能识得寸关尺，
比踪叔和望丹溪。

陈启松

2022年7月8日于广州

扁鹊之脉天下一

岐黄灵素传击讳

若能得汤寸阴尺

比踪叔和坐丹溪

陈启松

基础篇

应用篇

附录

基础篇

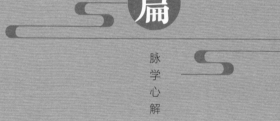

脉 学 心 解

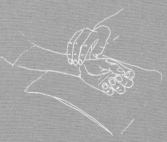

一、脉诊的原理

脉诊是通过诊察动脉搏动的力量、节律及脉管形象的细微变化，来了解人体生理及病理变化的一种诊断方法。人体的生理状况及病理变化能够反映在脉搏上，这一点是无需质疑的，例如脉搏的强弱快慢与身体的状况是密切相关的，疼痛时脉象变得弦紧，怀孕时脉象变得滑利，等等。只不过中医的脉诊能观察更多的生理及病理现象，在这一点上，现代医学还无法完全解释清楚，但不能因此对中医脉诊加以怀疑甚至否定。生命体是一个十分复杂的现象，现在的科学水平不能解释不代表将来就不能解释。

❶ 脉象的形成

脉搏的形成是心脏搏动的结果，心脏搏动的力量可以传导到全身的动脉上，所以，心脏搏动是脉搏形成的动力，《素问·六节脏象论》说："心者……其充在血脉……"在这一点上，中医与现代医学的认识是一致的。

脉象与脉搏是不太一样的，脉搏是脉的搏动，脉象是脉的形象，脉象是心脏的搏动、气血的盛衰及其他脏腑的功能之气等因素共同参与形成的。

血液如水一样流动在脉管之中，是体现心脏搏动力量的可见之物，属阴；同时运行在血管中的还有气，气属阳，不可见。气依附于血，有引领及推动血行的作用，"气为血帅，血为气母"，李言闻在《四言举要》中说："脉乃血派……血之府也，心之合也……脉不自行，随气而至，气动脉应，阴阳之义。气如橐籥，血如波澜，血脉气息，上下循环。"

❷ 其他脏腑与脉象形成的关系

肺主气，司呼吸。肺与心同居上焦，一主气一主血，分工不同，但密切协作，一呼一吸也推动着脉的前行。若肺气不足，则脉行也无力；若肺气充足，则能助心行血，血行有力。

脾胃为后天之本，为气血生化之源。胃主受纳水谷，脾主运化并吸取水谷之精微，上输于肺，使精微物质弥散于血脉之中，形成脉的冲和之象，故有"脉以胃气为本"之说。

肝藏血，调节血量。肝又主疏泄，调畅气机，气机条畅，气行则血行，可使气血顺利运行。

肾藏精，为元气之根，是脏腑功能的动力源泉，亦是全身阴阳的根本。肾气充盛则尺脉沉实有力，重按不绝，是谓"有根"。若精血衰竭，虚阳浮越，则尺部脉象浮大，重按空虚，提示阴阳离散，病情危重。

> 心主血脉，为脉之动力。
> 脏腑之气，成脉之形象。

基础篇

二、脉诊的部位

脉诊的部位有多种，如寸口诊法、三部九候法、人迎寸口法、仲景三部诊法等，但最适用的还是寸口诊法。目前，临床医生在诊脉时基本都是使用寸口诊法，其他部位的脉诊法已经很少使用了。

❶ 寸口诊法

为什么寸口部位最适合诊脉呢？因为寸口能集中反映五脏六腑的病变，而其他部位的诊法只是在特殊情况下重点观察某一经的病变时使用。

为什么寸口的脉象能反映五脏六腑的病变呢？要回答这个问题是很难的。在中医的经典著作《难经》中，首先就提出了这个问题："一难曰：十二经皆有动脉，独取寸口，以决五脏六腑死生吉凶之法，何谓也？"把这个问题列为医学的第一个难点，可见古人也生过疑问。

《难经·一难》中说："寸口者，脉之大会，手太阴之脉动也。"《素问·五脏别论》有"气口何以独为五脏主？"之问，称寸口为气口；《灵枢·终始》说"持其脉口"，又称寸口为脉口。所以，这个地方就出现了三个名称："寸口"（以长度而言，范围大概一寸长）、"气口"与"脉口"（二者以功能而言）。综上所述，寸口的部位大概一寸长（同身寸），是脉气汇聚的地方，是"脉之大会"，又有"脉会太渊"的说法。

寸口位于手太阴肺经的原穴上，手太阴肺经起于中焦，所以，在寸口可以观察胃气的强弱："是以五脏六腑之气味，皆出于胃而变见于气口。"又"肺朝百脉"，气血皆通过百脉朝会于肺，所以脏腑的生理病理之气皆可汇聚于肺经的太渊穴处。

以上是中医理论的解释，现代医学暂时还无法理解。现代医学认为脉诊就是触摸桡动脉，与其他动脉并无不同，且血液在血管中快速流动，这么短的时间内在寸关尺部形成感觉上的差异似乎不可能。

但临床上并非如此，同一患者左手与右手的寸口脉象会存在差异，寸关尺之间也会出现差异，如寸部脉柔和而关部脉可能表现为弦滑。这一现象只用"脉象是由血管中流动的气血形成的"解释显然是不充分的，高速流动的气血，在穿过寸关尺三部时，是难以形成脉象上的差异的。脉象的形成还有一个很大的因素，那就是脉管壁的变化，也就是说脉管壁在血流到来之前已经形成了各种脉象的基本架构，血液到来之后就更加凸显出来了。

那脉管壁的变化是受什么控制的呢？这就是中医所说的"脉气"了。血管在穿过脉气汇聚的寸口部位时，受到脉气的影响，管壁会发生形态上的变化，如"弦""紧""革"等，再与血流配合，共同形成中医所说的脉象。

所以，在脉象的形

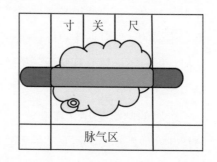

成中，脉气是非常重要的，脉气只汇聚在寸口，也就是手太阴肺经的原穴太渊穴周围，那里是"脉之大会"。所以脉象只会出现在寸口部位的寸关尺中，离开了脉气区，也就是说离开了寸关尺这个部位，那就只能够摸到脉搏而感觉不到脉象了。笔者仔细观察过，斜飞脉离开了脉气区，没有脉象，所以，摸斜飞脉是没有意义的。

脉搏与脉象：

脉搏和脉象是不同的概念。脉搏是指脉的搏动，全身的动脉都在搏动，所以，能够摸到动脉的地方都可以摸到脉的搏动；而脉象是指脉搏动时的形象，脉象只在脉气区（即寸关尺）出现，脉象是受脉气的影响而形成的。西医也有脉搏诊察，有脉搏跳动的地方都可以摸，当然，寸口这个地方最方便，也主要是摸这个地方，但是不讲求寸关尺；而中医摸的是脉象，只能在寸口这个地方来摸，而且一定要准确定位寸关尺。

❷ 寸关尺的定位

诊脉时，寸关尺的定位十分重要，但往往被部分学习者忽略，认为它很简单，或者认为寸关尺的准确定位对于诊脉并不是很重要，只要摸到脉搏，部位大致正确就行了。这是十分错误的，对今后学习脉诊会带来极坏的影响，使学习者难以入门，不能体会到脉诊的乐趣而失去了继续探索下去的动力。

中医的脉诊是建立在寸关尺的基础之上的，这是中医脉诊与其他医学的脉搏观察的重要区别之一。从历史上看，西医，还有世界各地的各民族医学可以说都使用脉诊这一诊法，摸的部位也大致相同，但是它们的方法和观察的内容都不尽相同，在里面要寻找的内容也不同。中医脉诊与它们不同的关键点就在于讲究寸关尺定位，如果离开了寸关尺的定位，中医的脉诊就无从谈起，寸关尺的准确定位是中医脉诊的第一步。

1）先定关

以高骨（桡骨茎突）为标志，与高骨平行的这段动脉就是关。每个人的高骨大小不同，男性和瘦人的比较明显和清晰，女性和胖人的则比较小和模糊，但不管怎么样，都是可以摸到高骨的。但我们的目的不是摸高骨，而是以高骨作为一个标志，向内侧平推，摸到血管，摸到的这段血管就是关。关部大概有一指的宽度，被桡骨茎突拱托着。

2）再定寸和尺

关前为寸，所谓前就是靠近手掌的一端，寸的部位实际上就是桡骨茎突与腕骨交界处的凹陷。关后为尺，关后即靠近肘关节的一端，从高骨一滑下来就是尺。

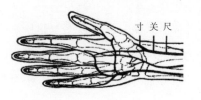
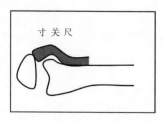

古人选用"寸关尺"这三个字是有讲究的。在交通要道或险要之地设置的守卫处所为关，如山海关、雁门关等。关脉是"阳出阴入"之界，故取名为关。寸和尺是选用度量衡中的两个单位，寸短尺长，这喻示着寸的部位比较短而尺的部位比较长。实际上尺脉的观察范围是寸关尺中最长的，相当于自己的一指半到两指的宽度，而寸和关最多只有自己一指的宽度。

整个寸关尺呈W形，高骨托着关脉，寸和尺的位置较低。

> 诊脉先明寸关尺，此为脉诊之根基；
> 若是随手测脉动，不是中医是西医。

❸ 寸关尺与脏腑的配属

关于寸关尺与脏腑配属的理论，最早见于《黄帝内经》，在《素问·脉要精微论》中是这样论述的："尺内两旁则季胁也，尺外以候肾，尺里以候腹。中附上，左外以候肝，内以候膈，右外以候胃，内以候脾。上附上，右外以候肺，内以候胸中，左外以候心，内以候膻中。前以候前，后以候后。上竟上者，胸、喉中事也。下竟下者，少腹、腰、股、膝、胫、足中事也。"从中可以看出两尺候肾及腹，左关候肝膈，右关候脾胃，右寸候肺及胸，左寸候心及膻中。对于内外的理解，有人主张为左右两侧，有人主张为浮沉，也有人认为以近于指端为外、近于肘端为内较为恰当，不可过于拘泥。

总之，按《黄帝内经》的理论来划分，五脏的定位是左手寸关尺为心肝肾，右手寸关尺为肺脾肾。寸为上，尺为下，关在中，对应着人体的三焦。这个理论几千年来皆为医家所遵从，但在六腑的配属上出现了争议，主要表现在：有的主张以表里相配，心与小肠相表里，当配在左寸，肺与大肠相表里，当配在右寸；有的主张与实际位置相配，即"上竟上""下竟下"的原则，小肠与大肠配在尺部，在这一配法中又有大肠、小肠如何配左尺、右尺的问题。各人在临床中的感受不同，所以产生了一些差异。虽然有这些争议，但对脉诊的实用性并不会有太大的影响，因为五脏的定位架构是关键，六腑中胆与胃的配属无异议，只是大肠、小肠的配属问题。笔者根据自身的临床感受，认为"上竟上""下竟下"的配法比较合理，大肠、小肠配在尺部，至于如何配左、右尺，可分亦可不分。

中医脉诊中的脏腑配属主要有以下几种理论：

1）《黄帝内经》分配的脏腑

左寸配心、膻中，左关配肝、膈，左尺配肾、腹中，

右寸配肺、胸中，右关配脾、胃，右尺配肾、腹中。

2）王叔和分配的脏腑

左寸配心、小肠，左关配肝、胆，左尺配肾、膀胱，

右寸配肺、大肠，右关配脾、胃，右尺配命门、三焦。

3）李时珍分配的脏腑

左寸配心、膻中，左关配肝、胆，左尺配肾、膀胱，

右寸配肺、胸中，右关配脾、胃，右尺配肾、大肠。

4）张景岳分配的脏腑

左寸配心、膻中，左关配肝、胆，左尺配肾、膀胱，

右寸配肺、胸中，右关配脾、胃，右尺配肾、小肠。

对于寸关尺与脏腑的配属，很多人将信将疑，有的人摸

脉不分寸关尺，只看整体的浮沉、迟数、滑涩、虚实，这是不对的。不明脏腑的配属，脉诊就尚未入门；只简单地看整体脉象，便发挥不了脉诊的作用。如冠状动脉粥样硬化性心脏病（冠心病）出现左寸独异，肝脏病出现左关独异，这些都是非常准确的。当你摸脉摸到一定程度，觉察到了这种变化时，你会有豁然开朗的感觉，自然而然地就找到了脉诊的乐趣，带着这种乐趣去钻研，进步会很快。

其实，寸关尺与脏腑的这种配属中隐藏着阴阳五行的理论。张景岳在其所著的《类经附翼·十二脏脉候部位论》中，有这样的描述："左尺为水，生左关木，木生左寸火；君火类于右尺而为相火，火生右关土，土生右寸金而止。"可见五脏从下往上是相生的关系。再者左为阴，主血，主水；右为阳，主气，主火。这样就形成了阴阳对立统一，五行运行其中，与阴阳五行的理论如出一辙。

	左手	右手
寸	心（火）	肺（金）
	↑	↑
关	肝（木）	脾（土）
	↑	↑
尺	肾（水）	肾（火）
	阴	阳

有人质疑寸关尺与脏腑的配属关系，认为根据解剖部位，肝应配在右边，脾应配在左边，但是那样的话，五行就不通了，而且在实际的应用观察中，肝的问题确实出现在左关，而脾的问题则出现在右关。所以，古有"肝在右，其

气行于左"之说，可见古人并非不知道肝在右边，而是从更深层次的生命现象中认知到了潜藏的阴阳五行规律，上古先人已发现这个宇宙间无所不在、神秘莫测的规律体现在每一方面。

左右手寸关尺的脏腑配属对于中医的脉诊是非常重要的，对于通过脉诊来推断疾病的病理现象很有意义，比如：肾水不足，不能涵养肝木，则肝阳会亢动，左关尺弦劲，而出现头痛头晕；肝血不足，不能济心，则致心肝血虚，左关连寸空大不柔，而出现胸闷心痛、失眠惊悸；肾阳不足，不能温暖脾阳，则致脾肾阳虚，右尺关沉弱，而出现腹部冷痛、五更泻等；脾土虚弱，不能生养肺金，则脾肺气虚，右关连尺沉弱无力，而出现咳喘无力，动则尤甚等。中医的大部分证型都可以根据这一规律推衍出来。治疗上也可以根据这个规律来遣方用药，在脉诊的指导下，用药的准确性会大大提高。

三、脉诊的手法

脉诊的手法在诊脉时也是十分重要的，很多人不太重视这个问题，认为放到寸关尺上就行了，这是不严谨的。错误的手法使指下的感觉不敏感，因此体会不到脉象细微的差别，影响了诊脉的准确性。

❶ 布指

患者的手臂如何放？多数书上说是平放在脉枕上，其实是不对的，如果这样的话，医生的手会很别扭，而且拇指失去了支点，所以，患者的手臂应该侧放。患者的手臂侧放在脉枕上，医生的左手诊患者的右手，右手诊患者的左手，医生的手从患者的手臂背部的拇指一侧伸过来，医生的拇指顶在患者手臂的腕背部，形成一个支点，这样就可以调控诊脉时的指力，诊脉时医生的拇指一定不能腾空。

医生的手与患者的手臂基本成90°交叉，也就是成一个直角，不能过于左右倾斜；手指弯成弓形，以45°的弧度放在桡动脉上，要把指腹最敏感处放在脉搏最显力处，也就是古话说的"指目对脉脊"。

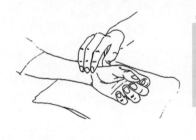

患者的手要侧放，便于医生诊脉的手布指，让拇指有支点固定，可以稳定地进行指力调控。

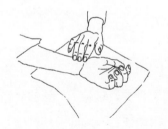

患者的手如果平放，医生诊脉的手的拇指没有支点固定，不便于指力的调控。

手法的正确与否对诊脉的感觉影响是很大的，不良的习惯会严重影响诊脉技术的提高。笔者在很多医院讲课时，发现不少人诊脉的手法很随意，有从手臂内侧伸过来的，有拇指腾空的，这就是脉诊技术提不高的原因所在，摸了十几年脉也找不到感觉，对中医的脉诊都失去信心了。有不少学员经过我的纠正后，来信说找到了诊脉的感觉。可见手法的重要性，千万不要忽视。

下图是错误的诊脉手法，医生诊脉的手出手方向不正确，别扭，诊脉的清晰度会受到影响。

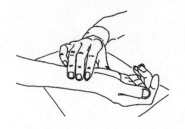

医生出手方向错误，诊脉别扭。

❷ 举、按、寻

举、按、寻是指诊脉时指力的运用，即通过不同的力量来探测。

"举"就是浮取或轻取，指将手指轻轻地放在寸口部位来观察脉象。新手诊脉容易犯的一个错误就是搭上去的手指僵硬，用力太猛，这样脉象就摸不到了，所以，第一步一定是将手指轻轻地放在皮肤上。

"按"是重取，是用较重的力量按下去，按至骨。用按的手法有两个目的：一个是轻取不应时就加力用按法；再一个就是轻取、中取摸到脉之后，还要用按法用来探测一下脉的底力如何、是否有根。

"寻"是中取，用中等的力量按压，不轻不重，委曲求之，按至筋，仔细推求脉的形象。《黄帝内经》中用豆子的重量来描述指压的力量，只是一种表述方式而已，要灵活掌握，不必拘泥，因人的胖瘦不同，指力的轻重也因人而异。

举、按、寻表明在诊脉时，手指不是不动的，而是活泼的，在用各种力量探求；也不是说如果脉在浮位或中位，就不必用按法，就算在浮位，也要用按法来了解它的底力如何。

❸ 总按、单按

1）总按

总按就是三指齐按，将三个手指对应在寸关尺上，以了解脉的总体情况。这里要注意的是寸关尺的宽度并不是以医生的三个手指的宽度来定的，而是以患者手腕的实际宽度为准：有的人特别是身材偏小的人，如女性和儿童，寸关尺的宽度是很窄的，医生的三指齐按可能会摆不下去，只能用两个手指来摸；身材高大的人，寸关尺的宽度就比较宽大。所以诊脉时医生要根据不同的人来调整手指的疏密度。

2）单按

单按是重点，是用一个手指来观察某一部的脉象变化。单按有两种形式：一种是分别用示指、中指与无名指来观察对应的寸关尺；另一种是只移动示指来观察寸关尺，称"一指走三关"。笔者诊脉的习惯是第二种，就是只用示指来分别观察三部。因为在我们的五指中，示指敏感度最高，所以要充分发挥它的作用。需要注意的是在用示指单按时，中指和无名指需轻轻松开，但不可离得太远。

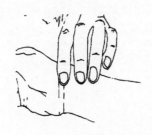

总之，总按和单按这两种手法要配合使用，诊脉时先总按，再单按。总按适合总体了解脉的力度、宽度、速度等，单按则适合探查某一部脉象的细微差别。

④ 独异

脉诊中诊病的重点在单按，因为异常脉象一般会出现在1~2个部位，整体都出现异常的情况并不多见，也就是《黄帝内经》中说的"独异"。"独异者病"，细心寻找这种独异感就是诊脉的关键。

《素问·三部九候论》中说"帝曰：何以知病之所在？岐伯曰：察九候，独小者病，独大者病，独疾者病，独迟者病，独热者病，独寒者病，独陷下者病"，讲的就是"独异"。

对"独异"的正确理解应该是某部位脉象与其他部位正常的脉象有差异，或大，或小，或洪，或紧，等等。其中"独疾""独迟"并不是说这个地方比其他地方跳得快或慢（脉搏整体的快慢肯定是一样的），而是在同样快慢的基础上，这个地方的柔和度不正常。"独热"指的是某个地方出现热证的脉象，如滑数、洪数；"独寒"是指某个地方出现寒证的脉象，如紧等。

基础篇

独异者病。

四、脉诊的注意事项

❶ 时间

诊脉的时间，以清晨自然醒来，尚未起床活动且未进饮食之时为最佳，相当于早晨六点半左右，这个时间古称"平旦"，也就是太阳刚升起的时候。《素问·脉要精微论》说："诊法常以平旦，阴气未动，阳气未散，饮食未进，经脉未盛，络脉调匀，气血未乱，故乃可诊有过之脉。"

不过，在临床上不可能都在这个时间段来诊脉，只能尽可能地做到平静。患者来诊时，如果走得很急，应该休息10分钟左右。刚走过来或者爬楼上来、饭后、情绪激动或紧张时是不适合诊脉的。

❷ 体位

诊脉时的体位，普通患者以坐位最常见，重症患者则采用卧位。但不管什么体位，都要求患者保持手臂与心脏等高，患者手臂肌肉要放松，不要拧住。医生的手要从患者的手背一侧伸过来，拇指顶住患者的手腕背部，左手诊患者的右手，右手诊患者的左手。有时候实在不方便，宁可左手诊左手，右手诊右手，也要保持从患者的手背一侧出手，也就是医生的手从患者的拇指一侧伸过来，最好不要从患者的掌侧，也就是小指一侧出手。

❸ 平息

平息是指在诊脉时，医生自己的呼吸要调匀，心情要平静。诊脉者保持一颗平静的心，也是很重要的。诊脉是一个细心活，医生必须除去杂念，平心静气，专注于指下，不得有半点马虎与随意。如果诊脉时还在想其他事情，心不在诊脉上面，那是不行的。

古时候测患者脉的速率是以医生的呼吸来定的，如《素问·平人气象论》说："人一呼脉再动，一吸脉亦再动，呼吸定息，脉五动，闰以太息，命曰平人。"不过，这种以医生自己的呼吸来测定患者脉率的方法很不稳定，受主观意识的影响很大。初学者刚开始诊脉时，可以用钟表来计数，但当你熟练到一定程度时，脉率的快慢很容易就感知到了，没有必要特意去计数了。不过，有些患者被医生诊脉时会紧张，脉率加快，这个时候就要注意区别，要用轻松的语言来缓和患者的情绪，诊脉的时间可以加长，患者的脉率一般会恢复到其平常水平。

❹ "五十动"

"五十动"这一说法是医圣张仲景提出来的，他在《伤寒论》自序中曰："按寸不及尺，握手不及足，人迎、趺阳、三部不参，动数发息不满五十，短期未知决诊，九候曾无仿佛，明堂阙庭尽不见察，所谓窥管而已。夫欲视死别生，实为难矣。"诊脉要有一定的时间，不可草率，每次诊脉要1~3分钟或更久。遇到复杂的脉象，诊脉中间要松开手指休息一下，让指尖血液流通，触觉恢复，然后再诊一次。所以，诊脉是一个精细活，指下的感觉要用心去体会。

有时候第一次和第二次指下的感觉不一样，那以哪次为准呢？一般来说，应该以第二次为准，因为久按出真脉，但手指要轻柔，不能按得太死。

五、脉诊的影响因素

❶ 年龄

婴幼儿脉象较成人偏数，平均每分钟90次左右。

❷ 性别

中医有"女子以血为本，男子以气为本"之说，女子的脉象偏细滑，男子的脉象多宽缓。滑为血充，缓为气旺之象。古书还有"女子尺脉盛于寸，男子寸脉盛于尺"之说。

❸ 季节与天气

人类生活在大自然中，时刻受着季节与天气的影响，这在脉象上也能反映出来。《素问·平人气象论》用"春胃微弦""夏胃微钩""长夏胃微软弱""秋胃微毛""冬胃微石"来概括脉象随四季的变化。"脉气相应"说的是脉的位置与人体气血的位置是一致的：天热、天晴则毛孔开张，气血涌盛，故脉浮而洪；天冷、天阴则腠理密闭，气血内收，故脉沉而缓。

基础篇

④ **斜飞脉与反关脉**

斜飞脉和反关脉均是脉管不循正常走向的生理结构异常的脉象，在人群中还是比较常见的，占普通人群的1%～2%。从尺部斜向手背的称"斜飞脉"，故寸部不能触到脉搏；与正常脉位呈反向相对，行走在前臂背侧中部的称"反关脉"。从实际中来看，斜飞脉明显比反关脉多见，而斜飞脉中一般是单手斜飞，双手斜飞的极其少见。

诊脉时，若没有摸到脉，要想到可能是遇到斜飞脉或者反关脉了，把手顺势滑到手臂的背侧，细细寻找就会找到。

经常有学生问：遇到斜飞脉与反关脉时，该怎么办？可不可以就在背侧摸找到的脉管？回答是：不行。为什么呢？因为就算在别处找到了，但脉管已经离开了脉气区，受不到脉气的影响，没有脉象的变化，这个脉诊已经没有意义了。可观察另一侧有没有斜飞的脉象，或改用其他诊法。

> 斜飞脉和反关脉没有脉诊意义。

六、正常脉象

正常脉象又称为"平脉"，欲知病脉先知平，所以掌握平脉的特征也是脉诊中的重要一环，只有很好地体会到了平脉的指下感觉才能够比照出病脉的脉象。

正常的脉象因人而异，没有一个绝对的标准，有的偏快，有的偏慢，有的偏沉，有的偏浮，有的偏细，有的偏大，等等，不可一概而论，就和人的脸一样丰富。总的来说在一个中间状态，用现代的语言来描述就是不快不慢、不浮不沉、不大不小等，但这些都不是关键，还是古代的语言描述得精准，那就是"胃""神""根"三字。

> 欲知病脉先知平。

❶ 胃

脉象的胃指的是"胃气"。脾胃属土，为后天之本，为气血生化之源。五脏六腑的精气皆有赖于后天水谷精微之气的补充，脾胃健旺，则气血生化充足，弥漫至周身，也弥漫到血管与经脉里面。气血弥漫至周身可显现出皮肤与毛发的光滑润泽等，弥漫到血脉中是一种什么样的感觉呢？两个字："柔和"。有的书上描述为和缓，这就是脉的"胃"，《黄帝内经》曰脉"以胃气为本"。

体验这种脉管柔和的感觉是切脉时辨别脉象的关键，一定要反复练习，可多摸正常人，特别是儿童的脉，儿童的脉管是非常柔和的，要将这种柔和的感觉深深地铭记在大脑里。当你摸到一个不柔和的脉象时，你也许不知道他是什么病，但你知道他病了。

《三指禅》中称"缓即为有胃气"，缓就是和缓、柔和的意思。《素问·玉机真脏论》言"脉弱以滑，是有胃气"，这里的"弱"字当理解为柔和，不能理解为无力，脉象柔和而流利就是有胃气。《素问·平人气象论》曰："人以水谷为本，故人绝水谷则死，脉无胃气亦死。所谓无胃气者，但得真脏脉，不得胃气也。"

《素问·平人气象论》中论述了五脏有胃脉与无胃脉的感觉，并做了形象的比喻。如论肝脉时说到"平肝脉来，软弱招招，如揭长竿末梢，曰肝平，春以胃气为本。病肝脉来，盈实而滑，如循长竿，曰肝病。死肝脉来，急益劲，如新张弓弦，曰肝死"，以竹子形容肝脉的胃气感：一个好的肝脉应该像竹子的末梢，柔和而有弹性；如果摸到像竹子中段的感觉，则属胃气少，为肝病；如果摸到像竹子根部的感觉，硬实而毫无柔和感，那就是死脉了。

❷ 神

脉象的神是指柔中带力，节律整齐。这个"神"包含有"心藏神"与"精气神"两种意思。

心藏神为最高位，统领生命活动，有条不紊、秩序不乱、节律整齐为心神不乱之象。如清代陈士铎在其《脉诀阐微》中说："无论浮、沉、迟、数、涩、滑、大、小之各脉，按指之下若有条理，先后秩然不乱者，此有神之至也。"

精气神则指精气充足，神形健旺，脉象柔中带力，但柔并不是软弱无力，而是有胃之象。

❸ 根

脉的根是指尺脉沉取有力，按之不绝。所谓"按之不绝"，就是尺脉不管用多大力按下去，指下总有隐隐约约的动感且不会消失，这就是按之不绝、有根的表现。

尺脉属肾，肾为先天之本，为生命的源泉，一个好的尺脉当处于沉位，沉实有力而柔和为肾气充足之象。尺脉不宜浮起，浮起即为肾虚，有根本松动之象，此比一般所言肾虚更为严重，病为难治。

我们可以把寸关尺看成一棵树，寸为枝叶，关为树干，尺为树根，枝叶脱落甚至树干被折并不表示这棵树已死，只有伤了树的根，这棵树才活不了。临床上诊脉时，寸脉常常摸不到，但是不用担心；少数情况下关脉也摸不到，也不用紧张；但无论如何尺脉一定要摸到，除非是无脉症或反关脉等极少数情况。王叔和说："寸关虽无，尺犹不绝，如此之流，何忧陨灭。"

"胃""神""根"在诊脉中是十分重要的，学习脉诊的人不仅要理解这几个字，还要在临床诊脉中体会这种感觉。临床脉象有很多种，往往使学习者难以分清。脉象因人而异，千变万化，但不管什么脉象，就拿这三个字去衡量，柔和、整齐、有根就是健康的，反之即为有病。习脉者往往喜欢把28种脉象当成钻研的重点，其实这只是理论上的描述，与实际是有不同的，临床上摸到的脉象绝大多数是难以对应脉名的，多数是不典型的、模棱两可的，要不然学习脉诊怎么会这么难呢？想摸到像书上描述的标准的洪、滑、弦、紧、涩等脉象，其实是很难的，所以，脉名是次要的，"胃""神""根"才是主要的，以"胃""神""根"来判断就简单多了。

基础篇

"胃"为脉管柔和、从容。
"神"为脉律稳定、整齐。
"根"为尺脉沉取有力，按之不绝。

七、病脉

❶ 浮脉

【脉象】轻取即得，按之稍减而不空。

【集解】"浮者，脉在肉上行也。"（《难经·十八难》）

"浮脉，举之有余，按之不足。"（《脉经》）

"浮脉法天，轻手可得，泛泛在上，如水漂木。"（《四言举要》）

【特点】脉位表浅，很容易触摸。

诊浮脉时，手指一定要轻柔，轻轻地放上去，不要加任何力量。但是，这里要注意，并不是只要把手轻轻放在皮肤上就能摸到脉就是浮脉，而是轻轻放在皮肤上就感觉到脉的主体力量，脉力量的大部处于浮的位置且有上浮之势才算浮脉，隐隐摸到的脉动感并不能算作浮脉。上浮之势指的是脉的趋势，所以，在脉诊中脉势也要注意且要仔细体会。

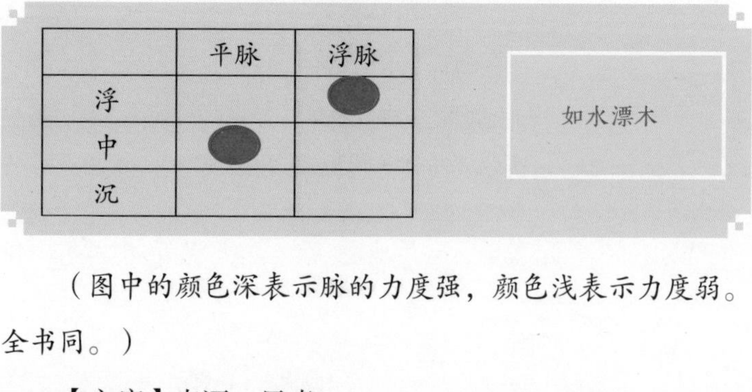

	平脉	浮脉
浮		⬤
中	⬤	
沉		

如水漂木

（图中的颜色深表示脉的力度强，颜色浅表示力度弱。全书同。）

【主病】表证、里虚。

（1）浮脉主表证。浮脉主表，反映病邪在机体表浅的部位。外感病，邪从肌表毛孔而入，停留在肌肤腠理之间，正气趋向于表，奋起与之抗争。根据"脉气相应"的原理，脉的位置与体内气的位置是一致的，脉象即浮现在表位。浮脉见于外感病初期，但是一些轻微的感冒（鼻塞、打喷嚏等），脉象也不会出现浮象，只有感受的风寒之邪较重，引起恶寒发热等症状时，才会出现浮脉。

（2）浮脉主里虚。里虚见浮脉，为十分严重的虚证。这种虚证性浮脉，又称为虚浮脉，不主表证，是严重虚损引起的浮脉，见于久病而精气严重耗损，虚阳有浮越之象，里虚急者，奔之于外。这种浮脉的特点是浮大带数，重按底力空虚，患者身体一定十分虚弱、少神。《诊宗三昧》说："病久而脉反浮者，此中气亏乏，不能内守。"李时珍说："三秋得令知无恙，久病逢之却可惊。"

	平脉	虚浮脉
浮（皮）		◯
中（筋）	●	
沉（骨）		

虽然这两种浮脉在名称上是一样的，但是指下的感觉还是有所不同：表证之浮，浮而有力，重按稍减而不空；虚证之浮，浮大无根，重取乏力，里面有空豁的感觉。所以，鉴别这两种浮脉，一是要结合病史，二是要通过按下去探测底力的手法来仔细辨别，切不可将虚浮之脉当作表证而用汗法，从而导致汗出亡阳而成脱证。

再者，虚浮脉和无根脉同类，虚浮脉是正在向无根脉转化的脉，但二者还是有所不同：虚浮脉重按无力但尚有，还有挽救的希望；无根脉重按底力全无，则必死无疑。无根脉是死亡前的脉象，但不是所有死亡前的患者都是无根脉，也有的表现为微弱脉或虚数脉等。

	虚浮脉	无根脉
浮（皮）	◯	◯
中（筋）		
沉（骨）		

浮脉也可见于正常人，瘦人脉浮，很容易摸到，浮而和缓不能言之为病。从天气上讲，晴天、热天血脉扩张，气血涌盛，脉亦现浮象；从季节上讲，秋脉浮。

❷ 沉脉

【脉象】轻取不应，重按始得。

脉象的位置在筋之下、骨之上。

【集解】"如石投水，必极其底。"（《濒湖脉学》）

"有深深下沉之势。"（《脉诀汇辨》）

这里又说到了脉势，沉脉的脉势就是可以感觉到脉有一种下沉的趋势。

【特点】脉位深，须重按。

	平脉	沉脉
浮		
中	●	
沉		●

如石投水

【主病】里证。

（1）沉脉主里。说明病的位置不在肌表而在腑或脏。和浮脉的道理一样，当病邪入里时，如痢疾、肠痈、食积、水肿等，正气趋向于里，与之抗争，"脉气相应"，故脉沉于里。

其实这个"里"，主要指的是腹部的疾病，至于主里的什么病，那就要结合其他脉象来判断了，如沉迟为里寒，沉数为里热，沉弦为腹痛，沉而有力为里实，沉而无力为里虚。

胸腔有水时，右寸可见沉脉；腹水时，右尺可见沉脉。这是水饮内停，气机被压迫所致。如果遇到这样的病，可以仔细地体会一下。至于内脏的疾病是不是都是沉脉，这个就不一定了。病邪重的多是沉脉，如阑尾炎时左尺脉出现沉弦象；但严重虚损的时候，脉反而出现浮大的反转现象。

（2）正常的沉脉。沉脉也可以见于正常人，沉而和缓为无病之象，肥人皮下脂肪厚则脉沉难摸。冬天寒冷，还有阴雨天，气血内收，故脉也沉，何梦瑶说："镇静沉潜之士多沉，肥人多沉。"

基础篇

❸ 迟脉

【脉象】脉来迟缓，一息不足四至（每分钟脉搏在60次以下）。

【集解】"往来迟慢，三至一息。"（《脉诀汇辨》）

"迟，不及也……呼吸之间，脉仅三至。"（《诊家枢要》）

【特点】脉率慢。

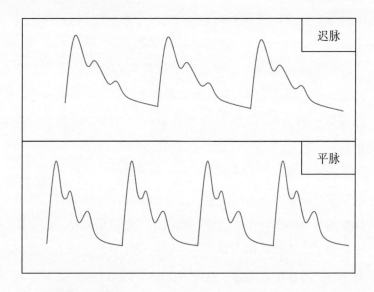

迟脉

平脉

【主病】寒证。

（1）迟脉主寒。寒主收引，寒性凝滞，使气血运行减慢，所以出现迟脉。寒证有实寒与虚寒之分，二者皆可见迟脉，但形成的机理不同。实寒为外寒侵袭，寒性凝滞，气血运行受阻，故脉来迟缓；虚寒为自身阳气不足，推动无力，故亦见迟象。这两种寒象在脉象上的表现有所不同，实寒的迟脉多见迟而弦、迟而紧，而虚寒的迟脉则为迟而无力。

外感风寒初期可见浮迟而紧的脉象，寒邪直中胃肠或者凝滞胞宫可见沉迟而弦紧的脉象。

（2）热病见迟脉。在发热性疾病中，如果发热甚而脉未见数象，相当于西医所说的"相对缓脉"，是一种不好的现象，为热病见迟脉。一般来说，体温每升高1℃，脉搏加快15~20次，体温与脉搏同时上升是发热性疾病中的顺证；但是，如果脉搏不随体温一起升高，则是发热性疾病中的逆证，可见于湿热内蕴或阳明腑实证等，如《伤寒论》中有"阳明病，脉迟……宜大承气汤"，现代医学的脑膜炎、肠伤寒等病中可出现这种现象，属脉症不符，比较难治。

（3）正常的迟脉。迟脉可以见于正常人，迟而和缓为健康无病之佳兆。坚持锻炼，心脏功能强大的人，心脏的每搏输出量大，所以脉搏变慢，还有坚持练功之人，如果能很好地意守丹田，身心松弛，脉搏也会自然变慢，皆为身体健康的好现象。

（4）特殊的迟脉。值得注意的是，有些迟脉，如窦性心动过缓、病态窦房结综合征，脉搏可非常缓慢，甚至每分钟只有三十几次，这个反而不属于寒证，是心脏传导系统的问题，在中医中属于气郁痰凝之类，不可简单地作寒论治。所以是否主寒证，也要结合症状来看，若见四肢凉、怕冷喜暖、小便清等，则为寒证。

④ 数脉

【脉象】脉率比正常快，一息五至以上（相当于每分钟

90次以上）。

【集解】"数脉，去来促急。"（《脉经》）

"一息六至，脉流薄疾。"（《濒湖脉学》）

"不似滑脉之往来流利，动脉之厥厥动摇，疾脉之过于急疾也。"（《脉诀启悟》）

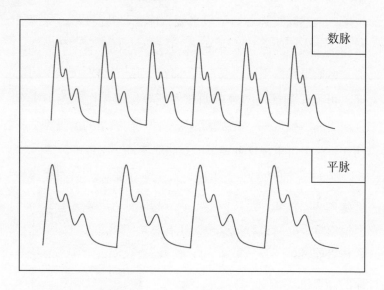

数脉

平脉

【特点】脉率快。

【主病】热证、虚证。

（1）主热证。邪热亢盛，热迫血行，气血运行加速，故脉见数象。发热性疾病，其脉象皆见数象，脉率的增加与体温密切相关，现代医学认为体温每升高1℃，脉率增加15～20次，可见愈热愈数。

凡外感发热、胃热、肠热、肺痈、肠痈、疮疡或阴虚火旺等均可见数脉。

《难经·九难》言"数则为热"，《脉药联珠》言凡

"数脉总由火毒"。

（2）主虚证。严重的虚证会出现数脉，这是一个值得重视的问题。当人体的虚损到了一个比较严重的阶段时就会出现数脉，这是因为精血内耗，元气亏虚，气血不足，脏腑衰弱，心搏无力，必须通过增加搏动频率才能提供身体所需要的能量，这是一个很不好的信号。糖尿病、肝硬化、癌症等疾病如果出现这种虚数脉，预后很差。

《景岳全书》言"暴数者多外邪，久数者必虚损"，"凡患虚损者，脉无不数，数脉之病，惟损最多，愈虚则愈数，愈数则愈危，岂数皆热病乎？若以虚数作热数，则万无不败者矣"。《轩岐救正论》言："数大而虚，则为精血销竭之脉。"这两段精辟的论述，说明古代医家对虚性数脉的认识是很深刻的。

所以，遇到数脉，一定要分清是热性数脉还是虚性数脉，要结合病史、症状和望诊情况等来判断。通过触摸尺肤来鉴别也是一个很好的办法，因为发热性数脉，肌肤的温度会升高，在诊脉时，尺肤也会有灼手的感觉，而虚性数脉尺肤的温度是冰凉的。

久病之人出现浮大脉和虚数脉都是病情严重的信号，难治，医者如果懂脉诊，心里就会清楚很多、谨慎很多。

（3）特殊的数脉。数脉是一个非常复杂的脉象，影响因素很多，如运动、饮酒、情绪激动等都可出现数脉。还有一些特殊性疾病，如甲状腺功能亢进症、窦性心动过速等也可出现数脉，但是这种数脉与热证没什么关系，不属于热性数脉，也不属于虚性数脉，要特别细心加以分辨。

基础篇

❺ 洪脉

【脉象】脉形宽大，滔滔满指，来盛去衰。

【集解】"洪脉极大，状如洪水，来盛去衰，滔滔满指。"（《诊家正眼》）

"洪脉来时拍拍然，去衰来盛似波澜。"（《濒湖脉学》）

"洪脉既大且数。"（《脉理求真》）

【特点】脉体宽，脉力大，脉来汹涌。

	平脉	洪脉
浮		●
中	●	
沉		

脉体增宽，
来势汹涌

【主病】气分热盛、虚证。

（1）主气分热盛。典型的洪脉出现在发热性疾病中里热证的气分阶段，是正盛邪实，邪正激烈相争的表现。内热充斥，热盛血涌，脉道扩张，故见洪象，像江河的洪水汹涌一样。

气分热盛的洪脉不只是脉形变大，同时还有脉速快和来势汹涌的感觉，"来盛去衰"指的是来的力量很大，但消退得很快，像浪头汹涌的感觉。

所谓气分热盛指的是发热性疾病的第二个阶段，表热入里，先入腑，以足阳明胃经最为常见。这种发热的位置在胃，里热向外透达，蒸腾津液则大汗出，水分大量消耗则出现大渴等症状。所以，当发热而出现脉洪大，尤以右关为显，又伴随大热、大渴、大汗，即著名的"四大症状"时，则可辨证为气分热盛，是使用白虎汤的最好指征。

普通内科病中有时也可以出现洪脉，如有些患者踝关节红肿时，诊其脉也可见右关脉偏洪大，虽无气分热盛之洪，但与其他部位比较也显洪大，也可以用白虎加桂枝汤来治疗；如果肺病见右寸洪大，是很不好的现象，是中医所说的"火克金"。

（2）主虚证。值得注意的是，久病、重病之人不发热而见到洪脉，为无热性洪脉，是很危险的征象。这种洪脉重按乏力，根底匮乏，是虚阳外越的表现，跟前面讲的久虚之人脉浮大是一样的，只是带洪象，其洪大的形成并非热甚，而是虚阳浮现于外，欲现脱象而出现的假象，乃阴精耗竭，孤阳将欲外越之兆。凡久病气虚，或虚劳、失血、久泄等病证，出现洪脉则为阴损阳散之危重证候。

《脉义简摩》言："如洪之脉，乃阴虚假热，阳虚暴证，脉虽洪大，按而无力……又人临死，从阳散而绝者……脉必先见洪大滑盛，乃真气尽脱于外也，不可不察。"

⑥ 细脉

【脉象】脉细如线，应指明显。

【集解】"细脉，小大于微，常有，但细耳。"（《脉经》）

"细直而软，累累萦萦，状若丝线，较显于微。"（《诊家正眼》）

"小于微而常有，细直而软，若丝线之应指。"（《濒湖脉学》）

【特点】脉细、无力，但可触摸到，无消失感。

	平脉	细脉
浮		
中	⬭	○
沉		

虽细但应指明显

【主病】气血两虚、诸虚劳损，湿病。

（1）主气血不足。气血不足，不能充盈脉道，则脉来细而无力，凡久病气血亏耗、年迈体弱、失血、盗汗、自汗、阳虚畏寒、虚胀、泄泻等，可见到细脉。

诸虚，那就包括了气血阴阳的各种虚损，《素问·玉机真脏论》言"脉细，皮寒，气少，泄利前后，饮食不入，此谓五虚"。从这段条文可以看出，脉细是虚证的特征，虚证的脉象都是偏细的，但是请注意，虚证到了十分严重的阶段，脉象可能会出现反转，变得浮大。《脉诀刊误》言其"主血少气衰"。《伤寒论》又说"手足厥寒，脉细欲绝者，当归四逆汤主之"。在虚证中，气虚、血虚和阳虚都会出现手足厥冷、皮肤和肢体发凉的现象，只有阴虚会出现五心烦热，但这种热也不是正常的温暖，而是一种燥热。

（2）主湿病。脾虚湿盛或感受湿邪，湿邪阻碍脉道，故脉细。所以，湿邪引起的细脉不是气血不足，而是湿性黏滞，阻碍经络气血运行，脉气不畅造成的。凡湿邪伤人，或内困脾胃，或留滞经络，常可见到细脉。

《金匮要略》曰："太阳病关节疼痛而烦，脉沉细者，此名湿痹。"

《诊宗三昧》曰："湿痹脚软，自汗失精，皆有细脉。"

⑦ 微脉

【脉象】极细极软，按之欲绝，若有若无。

【集解】"（微脉）极细而软，按之如欲绝，若有若无。"（《濒湖脉学》）

"细甚无力为微。"（《医碥》）

"微脉者，似有若无，欲绝非绝，而按之稍有模糊之状。"（《诊宗三昧》）

【特点】脉管细，脉力弱，时有时无。

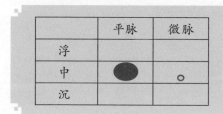

	平脉	微脉
浮		
中	⬤	○
沉		

极细而似有若无

【主病】气血虚甚，阳气衰微。

正气衰微，鼓动无力，故脉微欲绝。相当于西医所说的心力衰竭。《伤寒论》言："少阴病，下利清谷，里寒外热，手足厥逆，脉微欲绝……通脉四逆汤主之。"《诊家枢要》曰："微……为气血俱虚之候，为虚弱，为泄，为虚汗，为崩漏败血不止，为少气。"

微脉在普通患者中十分少见，只有患者极度虚弱或心气衰竭时才会出现，相当于现代医学中心力衰竭的患者，患者一定还伴有气息微弱、额头冰凉。心力衰竭时有各种各样的脉象，微脉是其中的一种，为阳气式微，心气大衰之象，需大补元气，可以独参汤主之。

⑧ 散脉

【脉象】浮散无根，至数不齐。

脉的力量不集中，边缘模糊不清晰，稍用力按压则无。

【集解】"至数不齐……涣散不收，如杨花散漫之象。"（《濒湖脉学》）

"其脉散者死。"（《诊宗三昧》）

【特点】至数不齐，无力，脉管浮大，边缘不清。

	平脉	散脉	
浮		✳	脉体松散，边缘不清
中	⬤		
沉			

【主病】元气离散。

散脉日常很少见，只见于重病之人，为阴衰阳消，心气不能维系血液运行所致，普通患者见不到此种脉象。散脉也属于心力衰竭脉象中的一种。

⑨ 虚脉

【脉象】浮大而软，按之无力。

【集解】"虚脉，迟大而软，按之不足，隐指豁豁然空。"（《脉经》）

"浮大而软，按之不振，如寻鸡羽，久按根底不乏不散。"（《脉理求真》）

"虚脉大而松，迟柔力少充。"（《三指禅》）

【特点】脉体浮大，脉管松软，脉力弱。

	平脉	虚脉	
浮		○	浮大迟软
中	●		
沉			

值得注意的是，有些书中把虚脉定义为无力脉的总称，描述虚脉的特征是三部脉举按无力，这是不妥的，与虚脉的本来概念有差异。其实，它除了描述无力脉外，还是一个具体的脉象，它的特征是浮大迟软，按之无力，这从历代医家的记述中可以看出来。

【主病】虚证。

血虚不能充盈，气虚不能内敛而外张，气阴两伤而脉也显虚大。可见于久病虚劳、伤暑气阴两伤等。《诊家枢要》曰："虚……气血俱虚之诊也，为暑，为虚烦多汗，为恍惚多惊，为小儿惊风。"《三指禅》曰："多因伤暑毒，亦或血虚空。"

（1）主元气亏虚。脉来虚大无力，是元气离散之象，与无根脉、散脉意义相似，但虚损程度相对较轻，治疗相对容易，效果较好。出现此脉，患者大多有虚脱之象，有神志模糊、汗出、肌肤不温的症状，应急用红参、附子、黄芪、五味子、牡蛎等回阳救逆，收敛固脱之品。

（2）主伤暑。暑热伤津，气阴两伤亦出现虚脉。患者有疲乏、汗出、尿黄等症状，脉见浮大无力，便是伤暑之象无疑，可用清暑益气汤之类治疗。历代医家对虚脉主伤暑论述甚多，可见虚脉除了主虚证之外还是一个特定的脉象，并不只是一个虚证的概念性脉象。

中暑和伤暑是两个概念，要弄清楚。中暑是体温急剧上升，汗出不畅，散热不良，导致热冲大脑而致昏闷不醒，其脉象是洪大而不是虚大，当以散热降温为治疗原则；伤暑是天气炎热，暑性升散，在户外活动或劳动时出汗过多，气阴两伤造成的，症见疲乏、口渴、尿黄而灼热，当以益气养阴生津为治疗原则。

⑩ 实脉

【脉象】举按皆得，鼓指有力。

【集解】"实脉，大而长，微强。"（《脉经》）

"浮沉皆得大而长，应指无虚幅幅强。"（《濒湖脉学》）

"实脉有力，长大而坚。"（《诊家正眼》）

【特点】脉体粗，脉力强，脉管长。

	平脉	实脉
浮		
中	⬤	⬤
沉		

脉力过强，
按之不减

【主病】实证。

邪盛正实，正邪相搏，气血涌盛，脉道充满，故实。

凡邪气有余，阳热内郁所致高热谵语、腑实便坚、三焦火盛、食滞胁痛等，皆可见实脉。

《伤寒论》言："病人烦热……日晡所发热者，属阳明也，脉实者，宜下之。"

《脉如》言："实主火热者，有余之病，或发狂谵语，或阳毒便结，或咽肿舌强，或脾热中满，或腰肠壅痛……"

实脉是脉的力量超过正常，重按亦不会出现空豁和减弱的现象，也就是按下去力量也很足，是邪气实、正气不虚的表现，当用泻法治疗。

平人也可见实脉，实中带柔为正气充实、脏腑功能活动良好的表现。《脉学精华》中说："实而静，三部相得，曰气血有余。"

⑪ 滑脉

【脉象】往来流利，如盘走珠，应指圆滑。

【集解】"滑脉，往来前却流利，展转替替然，与数相似。"（《脉经》）

"滑脉替替，往来流利，盘珠之形，荷露之义。"（《诊家正眼》）

【特点】脉流利，脉速快，有滚动感。

	平脉	滑脉
浮		
中	●	
沉		

脉来流利，速度快

【主病】痰饮、食积、实热。

（1）主痰饮。痰饮为阴滑之物，痰湿聚于体内，使脉内阴液增加，血流如粒而现滑象。

《素问·脉要精微论》言"滑者阴气有余也"。痰饮是中医中的一种病理产物，可因脾虚不运产生，也可因气郁和阳虚寒凝等而生。痰饮是造成很多怪症的根源，因此，中医有"怪病多痰"之说。对痰饮的判断，脉诊上是滑脉，其实这个标准也很难把握，最好结合舌象来一起观察，因为舌象在观察痰饮水湿上有它的优势，舌苔黏腻是痰饮的舌象特征。

（2）主食积。宿食化热，气实血涌，故脉滑。宿食就是消化不良，多见于小儿。小儿脏腑娇嫩，脾胃虚弱，过食特别是过食肉类则可能形成食积，成人也可因暴饮暴食而造成食积。《素问·痹论》言"饮食自倍，肠胃乃伤"，饮食过多，超过了自己的消化能力，脾胃就不能消化了，食物就会停积在胃肠里面，产生酸腐的气味，阻碍肠道气机运行，出现腹胀、腹痛之实证，甚至还会出现食积发热，这个时候就会出现滑实有力之实证脉象。根据笔者的体会，小儿食积发热的滑实脉象一般出现在右尺中取，所以，当遇到一个发热的小孩时要注意是否因食积引起，不要总是想到是外感发热或炎症等。

《金匮要略》曰："脉数而滑者，实也，此有宿食，下之愈，宜大承气汤。"

（3）主实热。正盛邪实，气血涌盛。里热炽盛，脉会显现出洪、滑等有力之实象，所以，里热实证的脉象可以描述为滑数、洪数、洪滑或滑实而数等，为正气奋力与病邪抗争之象。

《伤寒论》曰："伤寒脉滑而厥者，里有热，白虎汤主之。"

（4）主妇人的孕脉。滑脉主孕，历代医书中都有很多的记载，民间也广为流传。《景岳全书》言"妇人脉滑数而经断者，为有孕"，这里说的重点是月经停了，又出现滑数脉，就可能是怀孕了。本来滑脉的脉速比较快，所以，又称为滑数脉。由于古代没有早期妊娠检查的方法，这句话就成了诊断妊娠的关键。

《四言举要》曰："尺脉滑利，妊娠可喜。滑疾不散，胎必三月，但疾不散，五月可别。"

《素问·平人气象论》曰："妇人手少阴脉动甚者，妊子也。"

虽然理论上这么说，但是，要想通过脉诊来判断是否怀孕也是很难的，必须有长期的实践经验才行。特别是现在西医判断妊娠的方法又简单又准确，所以，现在的中医就不像古代中医那样钻研这个技术了，水平也就大不如古人了。

妊娠为什么会出现滑脉呢？中医的解释是气血充盛，血旺以养胎；西医的解释是怀孕时血容量会增加，雌激素水平增高，血管内皮变得光滑，所以出现滑象。虽然都是滑脉，但是，妊娠的滑脉也有自己的特点，例如滑而柔和，滑而流利，如滚珠状，甚至还会带有雀啄的现象，还有《脉经》所说的滑而"三部脉浮沉正等"，与病理性的滑脉是有所不同的。

（5）见于正常人。滑缓为平人之常见脉象，多见于青壮年，尤以女性明显。年轻人精气充足，胃气旺，所以会显出滑象。"女子以血为本"，健康女子的脉象尤其呈现滑象。血生于肾精，旺于肝心，所以，滑脉以左手明显。但是，这种滑脉也有自己的特点，与妊娠的滑脉还是有所不同。健康人的滑脉是滑而和缓，也就是稍带流利的滑象，并无妊娠滑象之滚珠感，这种指下的细微差别一定要注意。

《景岳全书》言："若平人脉滑而和缓，此自营卫充实之佳兆。"

⑫ 涩脉

【脉象】往来艰涩，如轻刀刮竹。

【集解】"涩脉，细而迟，往来难且散，或一止复来。"（《脉经》）

"细而迟，往来难，短且散，或一止复来，参伍不调，如轻刀刮竹，如雨沾沙，如病蚕食叶。"（《濒湖脉学》）

【特点】脉管细，流速慢，不流畅。

	平脉	涩脉
浮		
中	⬭	✸
沉		

脉细，艰涩不畅

【主病】伤精阳痿、死胎、气滞血瘀、痰凝食积。

涩脉在正常人中不宜见到，男女都不宜，这个脉象的出现多见于亡血、失精、闭经、死胎或精冷阳痿等。

（1）主伤精阳痿。男子见之，为伤精阳痿之象，多见于右尺部，因右尺主肾阳。记得曾碰到一例30多岁的男子，右尺部摸到典型的涩脉，当时十分感慨，还真的有古书上描述的这种脉象啊，细细的，涩涩的，来得很艰难，就像轻刀刮竹一样，真是太神奇了。这个男子说他患有阳痿病，这不正好验证了涩脉的主病吗？以后就再也没有碰到这种非常标准的涩脉了。看来古书上描述的这些特征性的脉象都是存在的，只是我们没有碰到，或者说我们碰到的都不是很标准的，都有些偏差。

《金匮要略》说"男子脉浮弱而涩，为无子，精气清冷"，说明男子见到涩脉是很不好的现象；《诊家枢要》也说"涩……为少血，为无汗，为血痹痛，为伤精"。

（2）主死胎。女子见之则为血少，如果是孕妇左尺见涩象，则为死胎之征。胎儿和子宫的状况在左尺观察，正常妊娠的脉象为左尺滑实流利而柔和，如果出现涩脉，是非常不好的情况。

《脉经》说"涩在于下，胎冷若冰"，这个"下"说的就是尺部，孕妇若尺部见涩脉，则胎儿已死亡，这是很准确的。《三国志·魏书·方技传》记载的"故甘陵夫人有娠六月，腹痛不安，（华）佗视脉，曰：胎已死矣"，可能就是摸到了左尺部涩脉而断定为死胎。因为胎死腹中而成为瘀血、干血，阻碍脉道，故现涩脉。

（3）主气滞血瘀。凡胸痹、腹中积块、癥瘕、痛经、经闭及附件包块、陈旧性宫外孕包块等可见之。因气滞血瘀，脉行不畅，故现涩象。

《素问·脉要精微论》有"涩则心痛"的说法，因此，一般认为冠心病心绞痛的脉象是涩脉，但是，笔者在临床观察中发现冠心病患者的脉象并不是涩脉，常见到的是左寸或左关连寸空大不柔，如果从脉象来看，这个病应该是心肝血虚，心肌失养造成的。

（4）主痰凝食积。涩而有力主实证（痰食积滞），气、血、食、痰阻碍脉道，脉行不畅，故见涩象。

《金匮要略》言"寸口脉浮而大，按之反涩，尺中亦微而涩，故知有宿食"，这种情况，笔者在临床上尚未遇见过。描述食积的脉象多达4个，有滑脉、紧脉、涩脉、结脉，可能是与不同食物引起的积滞有关，如肉食、面食、冷食等等。古代食物短缺，饥饱失常，容易出现暴饮暴食的现象，而今食物丰盛，没有必要暴饮暴食，所以，食积的现象没有古代多了。一般是自控能力差的小儿容易引起食积，常见脉象是滑实有力，见于右尺部。

⓭ 长脉

【脉象】脉体较长，超过寸关尺。

【集解】"长脉迢迢，首尾俱端，直上直下，如循长竿。"（《诊家正眼》）

"长脉不大不小，迢迢自若，如揭长竿末梢，为平；如引绳，如循长竿，为病。"（《濒湖脉学》）

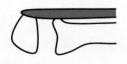

脉管长而平实

【主病】阳证、实证、热证。多由邪气盛实，正气不衰，邪正搏击所致。长脉在临床上比较少见。

（1）主实证癫狂。脉长而洪数为阳毒内蕴，为热深，为癫狂；为痰火内扰所致，属痰热实证，其力度在右尺部最明显，治当泻痰火，宜用礞石滚痰丸。

《脉经》言"浮洪大长者，风眩癫疾"，脉长而弦为肝气上逆，气滞化火。

（2）见于正常人。正常人脉象如长而和缓，则为气治之象，《素问·脉要精微论》言"长则气治"。正常人气血旺盛，精气盛满，脉气盈余，为长寿之征。这里的关键点是脉虽长，但是脉体是柔和的，柔和就是有胃气，所以，这种正常的柔和的感觉一定要掌握，一定要练出来。

⑭ 短脉

【脉象】首尾俱短，不能满部。

【集解】"两头俯而沉下，中间突而浮起……"（《诊家正眼》）

"不及本位，应指而回，不能满部。"（《濒湖脉学》）

【特点】关脉突起，尺寸沉而不显。

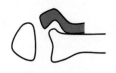

脉位短，寸尺不明显

【主病】气病。有力为气郁，无力为气损。气郁不能展，气虚不能鼓动，故脉短。

《诊宗三昧》曰："胃气厄塞，不能调畅百脉，或因痰气食积，阻碍气道，所以脉见短涩促结之状。"

短脉临床少见，它是一个概念，与长脉形成一个对比，其临床意义不大。不可将关部显而其他部位不显视为短脉。因为尺脉本应以沉实有力为佳，不宜浮起，寸脉不见亦属正常，关部又在高骨的衬托之下格外明显，所以关部明显的脉象是很多的，如果将它作为短脉而作气郁气损判断则会失之偏颇。

⑮ 弦脉

【脉象】端直以长，如按琴弦。

【集解】"弦脉，举之无有，按之如弓弦状。"（《脉经》）

"状若筝弦……从前中后直过，挺然于指下，曰弦。"（《脉诀刊误》）

"如张弓弦，按之不移，绰绰如按琴瑟弦。"（《濒湖脉学》）

【特点】脉管细，脉力强，不柔和，两端绷紧，触手点长。

	平脉	弦脉
浮		
中	⬤	▲
沉		

脉来细而绷直不柔

【主病】肝胆病、疼痛、饮证、疟疾等。

弦为气机不畅之象，肝主疏泄，调畅气机，所以，出现弦脉多为肝失调达，气机不畅。凡肝气胁痛、腹痛、胃脘痛、痛经等因气滞引起的都可见到弦脉。

（1）主疼痛。弦脉是痛证最具代表性的脉象，当然，并不是所有痛证都是弦脉，因为疼痛产生的原因很多，而弦脉所主的疼痛是气滞性疼痛，这种疼痛是临床上最常见的。

弦脉出现的部位与疼痛的部位也是一致的，如腹痛则弦在尺部、胃痛则弦在关部等，痛经时左尺部脉弦，疼痛缓解则弦的程度也缓解，非常准确。

《伤寒论》曰："脉弦者，必两胁拘急。"《脉经》曰："阳弦则头痛，阴弦则腹痛。"这里的"阳"指的是寸部，"阴"指的是尺部。

值得注意的是，很多书上说弦脉主肝胆病，不能因为有弦主肝胆病一说，就认为只要摸到弦脉，就是肝胆病，或者说肝胆病只会出现弦脉，这是不对的。肝胆病也有寒热虚实之不同，其脉象也与其病机相应，不只是弦脉。

（2）主饮证。张仲景在《金匮要略》中言"脉沉而弦者，悬饮内痛""咳家其脉弦，为有水，十枣汤主之"。

此处讲的饮证指的是悬饮，就是现代医学中的胸腔积液，为饮邪积于胸中，阻碍脉气运行，故可在右寸部出现沉弦脉，这也是验证脉诊真实性的一个点。遇到胸腔积液的患者时，仔细摸一摸患者的右寸部，看看是否沉弦脉，如果可以体会到，也会让脉诊学习兴趣大增。

（3）主疟疾。《金匮要略》说"疟脉自弦"，这句话，笔者起初并不能理解。有一次，门诊有个患者发热一个多星期了，诊断不明确，治疗也不理想，进而收住病房。笔者值夜班时，这个患者又开始出现高热，给患者诊脉时，发现一个怪现象：一般发热的患者脉象应该是洪数，可是这个患者的脉象一点也不洪，而是弦细而数。我联想到"疟脉自弦"这句话，给患者急查疟原虫，果然是个疟疾患者。后来，笔者结合现代医学进行思考：疟原虫随血流进入肝脏，在肝内发育，进行裂体增殖，损伤肝细胞，肝气不畅则出现弦脉，道理可通。

（4）另外一种弦脉。现在临床上很多医生把脉管硬化也说成弦脉了，这和传统的弦脉完全是两个不同的概念，既然大家都这么说，那么，笔者姑且把它们分成疼痛性弦脉和硬化性弦脉两种。疼痛性弦脉像琴弦一样，如绷紧的细丝，硬而不柔，是气机不畅造成的，弦细的程度根据病情的轻重而有不同，总之，弦越细就越痛，病情就越重，要灵活掌握，不可拘泥。硬化性弦脉是脉管粗大，给人一种不柔和的感觉，一般见于老年人，就是现在所说的动脉硬化高血压病等，其形成的机理是肾水不足，不能涵养肝木，不是因为气滞。朱丹溪说"脉无水则不柔"，这个"水"就是指的肾水、肾阴，所以，要想保持血管柔和，从中医的角度来讲就要保护自己的肾水、肾阴。所谓肾水主要是指男精女血，这种损耗一般是发生在年轻的时候，年轻气盛，不懂爱惜，斫伐太过，为以后形成肝阳上亢埋下了隐患。当然，随着人的自然衰老，天癸竭，肾水亏虚，大多数人的脉管也会变得粗大而弦硬不柔，最常出现在左尺部。

总之，动脉硬化高血压病的弦脉和疼痛性弦脉是完全不同的，这种弦脉的脉管粗大而硬实有力，用力按下去会有反弹，这是脉诊中所说的"搏指""顶指"，所以，把这种脉象叫做"弦劲脉"更贴切。

⑯ 紧脉

【脉象】脉形紧急，如牵绳转索。

【集解】"紧脉，数如切绳状"。（《脉经》）

"紧脉有力，左右弹人，如绞转索，如切紧绳。"（《诊家正眼》）

【特点】脉管紧张，有内缩感，脉力强。

	平脉	紧脉
浮		
中	⬤	⬢
沉		

脉体有紧缩感

【主病】寒证、疼痛、宿食。紧脉是感受寒邪，寒主收引，脉管内缩造成的。所以，紧脉是感受外寒之邪的标志。外感寒邪可引起恶寒发热、鼻塞流涕、头身疼痛，寒邪直中脏腑可引起少腹痛、胸痛，过食生冷可引起腹痛等。

（1）主疼痛。紧脉所主的疼痛是感受寒邪造成的，寒主收引，经脉拘急，故出现疼痛，可表现为头痛、肌肉痛，如腹部受寒则表现为腹痛等。《脉诀刊误》中说"紧为寒为痛"。这种疼痛和弦脉所主的疼痛是不一样的，治疗的方法也不一样，应该用散寒止痛的方法来治疗。

值得注意的是，紧脉所主的寒是外寒，不是内寒，内寒是气血不足、阳气虚弱造成的，内寒的脉象不是紧脉而是弱脉。

（2）主宿食。《金匮要略》中说"脉紧如转索无常者，有宿食也"，"脉紧，头痛风寒，腹中有宿食不化也"。这段话指的是饮食自倍，停积于肠胃不化，可出现紧脉。这种脉象在临床上很少见到，可能是过食生冷之物所为。

弦脉和紧脉有时很难区分，因为两者都是脉气紧张性脉象，都主疼痛。弦是端直以长，呈外绷状，状如弓弦；而紧是脉管收缩，呈内缩状，状如绳索。弦脉主的疼痛为气机不畅引起的，当行气止痛；而紧脉主的是寒性疼痛，当散寒止痛。有时这两种脉也会同时出现，因寒凝引起气机不畅，有时可描述为脉弦紧。

17 芤脉

【脉象】浮大中空，如按葱管。

【集解】"芤脉，浮大而软，按之中央空、两边实。"（《脉经》）

"芤，浮大而软，寻之中空旁实、旁有中无。"（《诊家枢要》）

【特点】脉体大，脉力弱，中空感。

	平脉	芤脉
浮		⬭
中	⬤	
沉		

浮大中空，
如按葱管

【主病】失血。阴血损伤，不能维系阳气，阳气浮散，故见芤象。芤脉多见于失血，凡吐血、咯血、便血以及月经过多之崩漏和产后大出血等，阴血大伤，气无所附，浮散于外，而出现脉浮大中空。

《金匮要略》曰："脉极虚芤迟，为清谷，亡血，失精。"

《景岳全书》曰："芤脉……为孤阳脱阴之候，为失血脱血，为气无所归，为阳无所附……"

典型的芤脉是很难摸到的，因为大出血的患者基本不会由中医来接诊，所以摸到的机会很少。在临床上，古代脉学书中描述的那些特征性脉象，笔者基本都摸到过，唯独没有摸到过标准的芤脉。

⑱ 革脉

【脉象】中空外坚，如按鼓皮。

【集解】"革脉，弦而芤，如按鼓皮。"（《濒湖脉学》）

"革脉外强。"（《医学实在易》）

"革为皮革，浮弦大虚，如按鼓皮，内虚外急。"（《医学指南捷径六书》）

【特点】脉管大，脉力强，按之有中空感。

	平脉	革脉
浮		⬭
中	⬤	
沉		

中空外坚，如按鼓皮

【主病】半产、漏下、亡血、失精等。

革脉为精气内虚，气无所恋而浮越于外所致。

（1）主半产、漏下、亡血、失精。所谓半产、漏下就是流产或先兆流产，所以，孕妇不宜见到革脉，如怀孕时，左尺部见革脉，则胎儿流产的可能性极大。男子见之为亡血，为失精，《金匮要略》中说"妇人则半产漏下，男子则亡血失精"。

（2）主里虚寒证。为什么会形成革脉，仲景说得非常精辟，《伤寒论》中说"脉弦而大，弦则为减，大则为芤，减则为寒，芤则为虚，寒虚相搏，此名为革"。"寒虚相搏"非常精辟地阐明了革脉形成的原因，那么什么叫做"寒虚相搏"呢？相搏就是相加或者说是混在一起，也就是寒和虚这两种因素加在一起就形成了革脉，是脏腑精亏虚损，阳气虚弱所致。

主里虚寒证的脉有很多，如弱脉、细脉等，革脉所主的里虚寒证有什么不同呢？根据笔者的感觉，可以总结为两点：一是革脉一般反映的是某一个脏器的里虚寒证，不一定是全身性的，也就是某个脏器受损到了比较严重的程度而处在虚寒状态，就会在相应的脉诊部位出现革脉；二是革脉一定会伴随着疼痛的症状，这种疼痛就是虚寒性疼痛，是疼痛产生的另一个原因，"不荣则痛"，某一个脏腑组织失去气血的温养就会出现疼痛。

虚寒性疼痛在临床上往往会被忽视，医生经验不够就认识不到什么是虚寒性疼痛。虚寒性疼痛也是很剧烈的，后果也是很可怕的。很多癌症晚期患者出现的疼痛其实是虚寒性疼痛，医生要注意观察此类患者的脉象是否革脉。

因为有关革脉的论述很少，所以起初笔者以为革脉在临床上很少见，后来发现其实临床是很多见的，只是我们没有体会出来，没有注意到。革脉与实脉很相似，如不注意分辨，可能会误认为是实脉。革脉初摸上去时很有力，似实脉，但一用力按压，就会感觉到里面有空豁感，这个按法是鉴别革脉与实脉的关键，实脉按之是没有空豁感的。

如果摸到革脉，预示疾病较为严重，不能掉以轻心。如在左关部摸到革脉，提示肝的问题，可能是早期肝硬化等。笔者曾经为一位中年女性诊脉，发现她的左关有革的感觉，患者只觉得肝区不舒，时有少许疼痛，但不明显，可以忍受，B超检查也没发现问题，十多年后，这位患者死于肝癌。因为肝硬化到肝癌的演变是一个很漫长的过程，而且人的脏器代偿功能是很强的，所以早期症状并不明显，患者往往会忽略，但脉象在早期就会有显示，当时如果采用温肝养肝的方法，病情就不至于发展至此。胰头癌早期也是在左关部可见革脉，一定要加以注意。总结一下就是：革脉出现，小心癌变，赶快温养，尽力挽回。

再生障碍性贫血常见此类脉，脉形阔大，按之中空，为高度贫血征象。

⑲ 缓脉

【脉象】一息四至，来去懈怠。

【集解】"缓脉，去来亦迟，小快于迟。"（《脉经》）

【特点】脉管松缓，脉力弱，脉来慢。

基础篇

	平脉	缓脉
浮		
中	●	●
沉		

健康的缓脉慢而悠扬稳健，病理的缓脉慢而少力

【主病】脾虚或湿邪困阻。

对缓脉的定义应该有两种，一种是正常和缓脉象，一种是病理性缓脉。

（1）正常的缓脉。脉管柔和，脉来和缓，有悠然之意，为有神、有胃之平脉。缓脉是一种和缓、悠然的感觉，是脏腑平和、精气神充足的表现，正如李时珍所说："欲从脉里求神气，只在从容和缓中。"

（2）病理性缓脉。这种脉象的脉管弛缓，脉来懈怠，有一种懈怠松缓的感觉，为脾虚气弱，脉力不足，或湿邪黏滞，阻碍脉道所形成。浮缓卫伤，沉缓营弱。

《脉简补义》中记载"风温湿温，愈热愈缓"，薛生白《湿热病篇》中说"暑湿内袭，腹痛吐利，胸痞脉缓者，湿浊内阻太阴"。

病理性的缓脉亦可见于湿邪引起的痹病，《诊家正眼》说"缓细湿痹"。

这两种缓脉都来得慢，从至数上分不开，指下的感觉稍有不同，一个是和缓，另一个是松缓，一字之差，要仔细玩味。

20 濡脉

【脉象】浮而细软,如絮浮水。

【集解】"必在浮候见其细软,若中候沉候,不可得而见也。"(《诊家正眼》)

"濡,无力也,虚软无力,应手散细,如绵絮之浮水中,轻手乍来,重手即去。"(《诊家枢要》)

【特点】脉位浮,脉管细,脉力弱,不甚流利。

	平脉	濡脉
浮		◎
中	⬤	
沉		

脉体浮细无力,如水漂绵

【主病】诸虚、湿。凡气虚、自汗、身倦乏力、短气等可见濡脉。

《诊家枢要》曰:"濡……为血气俱不足之候,为少血,为无血,为疲损,为自汗,为下冷,为痹。"任应秋《略谈色脉诊》曰:"濡脉多为湿邪盛的反映……正因为濡脉主湿邪,所以凡患肢体困倦、肌肤浮肿,以及疮疡癣疥等,脉来多濡。"

濡脉在临床上很少见到,其特点是浮细无力,一主虚,二主湿。湿邪在脉象上的反映不是很敏感,最好结合舌象来判断。舌质淡则主虚,舌苔腻则主湿。

㉑ 弱脉

【脉象】极软而沉细。

【集解】"弱脉，极软而沉细，按之欲绝指下。"（《脉经》）

"弱则沉细软弱，举之如无，按之乃得，弱小分明。"（《脉理求真》）

【特点】脉体小，脉位沉，脉力弱，脉管软。

	平脉	弱脉
浮		
中	●	
沉		○

脉体沉细无力

【主病】阳气虚衰或气血俱虚。阳虚不能温运，鼓动无力。多见于元气虚耗，阳气衰微之人。症见面白肢冷、气短少力、惊恐自汗、筋骨痿弱、遗精泄泻等。《诊家正眼》曰："弱为阳陷，真气衰弱。"《金匮要略》曰："男子平人，脉虚弱细微者，喜盗汗也。"

弱脉与微脉相似，只是比微脉稍微强一点而已，见于久病而严重虚弱，元气大亏，阳气不足之人，必定伴见少神懒言、声音低微、疲乏无力、消瘦、肌肤不温等症状。右尺连关出现弱脉为脾肾阳虚，可表现为腹部冷痛、大便稀溏，不能吃生冷油腻，晨起腹泻，就是中医所说的"五更泻"，是脾肾阳虚，不能腐熟水谷，消化功能下降引起的；右寸脉弱为肺气虚，可见于肺气肿患者，症见咳嗽气喘，动则尤甚。

㉒ 伏脉

【脉象】推筋着骨，重按始得。

伏脉比沉脉更深，须重按着骨始可得，甚至伏而不现。

【集解】"伏脉，极重指按之，着骨乃得。"（《脉经》）

"推筋着骨，始得其形。"（《诊家正眼》）

【特点】脉位极沉，脉体极细，弦而有力。

	平脉	伏脉
浮		
中	●	
沉		▲

脉极沉，细弦有力

【主病】邪闭、痛极。

伏脉的产生，是病邪重且来势太猛，邪气内伏，正气被郁闭，脉气不得宣通所致。如气闭、寒闭、热闭、火闭、痛极、霍乱等可见。

真正的伏脉是一个特征性脉象，就是指脉极沉而弦细有力，有些书上还加上了伏而无力的说法，这是不妥的，伏而无力是弱脉，不应该加在伏脉的内容里面。伏就是隐伏在里面的意思，这个脉初摸上去伏而不见，但不可草率，再用力去按，贴着骨表面终于能摸到，再仔细体会，脉虽沉细但弦实有力。这不是弱脉，决不能断为虚证，是实证，并且是实证中之重证，千万要注意。

霍乱病出现上吐下泻，腹痛如绞，前辈记载该病的脉象现伏象，是病邪来势太猛，正气被郁闭的典型表现，可是该病已非常少见，所以，因霍乱病引起的伏脉已很难摸到。

《濒湖脉学》载：不可以阳证见阴为诊，乃火邪内郁，不得发越，阳极似阴，故脉伏，必有大汗而解，正如久旱将雨，六合阴晦，雨后庶物皆苏之义。

在急腹症中，在临床中摸到伏脉有很大的意义，可以让医生自己心里有底。笔者在临床上遇到腹痛患者时，先探查一下有无伏象，以决定是否适合自己治疗。如果腹痛只是弦或紧，问题还不算太大；但如果是伏象，则要高度警惕。例如：急性化脓性阑尾炎患者，腹痛甚，笔者摸到其左尺部脉伏，极沉细而有力，预示这个病很重，不可耽误病情，应急转外科，否则造成医疗事故；肾绞痛发作时，患者痛得也很厉害，但是笔者摸到的脉却没有伏象，所以，虽然痛得很厉害，但是问题不大，不用紧张。由此看来，掌握脉诊非常重要，也很实用。

㉓ 牢脉

【脉象】实大弦长，沉取始得，坚着不移。

【集解】"牢有二义，坚牢固实之义，又深居在内之义。"（《诊家正眼》）

"沉而有力，劲而不移……实大弦长，牢之体也。"（《脉说》）

【特点】脉位沉，脉体大，实而有力不柔和。

	平脉	牢脉
浮		
中	●	
沉		▰

脉体大而沉实不柔

【主病】阴寒内盛，疝气癥瘕。

牢脉的形成为阴寒内积，阳气沉潜于下，故脉来沉而实大弦长。这里的弦不能理解成琴弦样，而是绷紧不柔的感觉。可见于疝气、症瘕等，也就是腹内包块类疾病。但笔者所观察的子宫肌瘤患者也并未现牢象，所以，牢脉应该是见于阴寒内积所形成的包块。

现代还有的医家把动脉硬化的脉管认为是牢脉，笔者认为这个说法有点不妥，牢脉和肝阳上亢的弦劲脉完全是两回事，不可混为一谈。

左尺部摸到牢脉，有可能是肾脏萎缩，阳衰阴寒之征。张赞臣说："凡肾脏萎缩者恒见之，《素问》谓之'肾气不足'，仲景谓之'肾着'，皆与西医所说肾脏萎缩相合。"

《王旭高医案·虚劳》曰："王，脾虚气陷，肛门先发外疡，疡溃之后，大便作泻，迄今一月有余，自云下部畏冷，而两脉弦硬不柔，此谓牢脉，证属阴虚，法以温中扶土，升阳化湿。党参、防风根、炮姜、陈皮、冬术、川芎、破故纸、砂仁、神曲。四神丸一两，资生丸二两，和服。日三钱，开水送。"

㉔ 动脉

【脉象】脉动如豆，见于关部。

【集解】"动脉，见于关上，无头尾，大如豆，厥厥然动摇。"（《脉经》）

"若数脉见于关上，上下无头尾，如豆大，厥厥动摇者，名曰动也。"（《伤寒论》）

"（动脉）其状如大豆，厥厥摇动。"（《诊家枢要》）

【特点】滑、数、短。

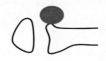

脉动如豆

【主病】惊恐、疼痛。

动脉的形成为惊则气乱，气机升降失常所致，故常见于惊恐、疼痛之疾。

动脉在临床上少见，对于动脉无头尾的理解，只能说关脉力量大，滑实如豆，而尺脉沉而不显，不能说无，尺脉完全摸不到不就是无根脉了吗？

刘冠军在《中华脉诊》中说："动滑为湿痰，动数为热，动弱为惊悸，动实为痛为痹，动虚为失精，动浮为表邪。"《金匮要略》言："寸口脉动而弱，动即为惊，弱即为悸。"

㉕ 促脉

【脉象】数而一止，止无定数。

【集解】"促脉，来去数，时一止复来。"（《脉经》）

"来去数，时一止复来，如蹶之趣，徐疾不常。"
（《濒湖脉学》）

【特点】脉来快，有歇止，无规律。

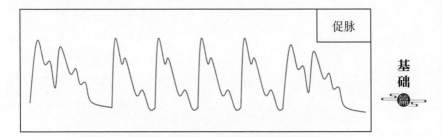

脉速快中有不齐

【主病】阳盛热实。

邪热内盛，壅滞脉道，脉行不利。《四言举要》言
"阳盛则促，肺痈阳毒"。《濒湖脉学》言"促脉惟将
火病医，其因有五细推之，时时喘咳皆痰积，或发狂斑与
毒疽"。

㉖ 结脉

【脉象】缓而一止，止无定数。

【集解】"脉来缓，时一止复来者，名曰结。"（《伤
寒论》）

"脉来缓，时一止复来，无常数。"（《脉诀刊误》）

"迟滞中，时见一止也。"（《诊家正眼》）

【特点】脉来缓，有歇止现象，无规律。

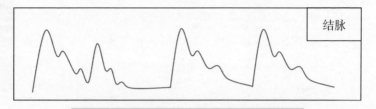

结脉

脉速慢中有不齐

【主病】阴盛气结。

阴寒凝滞，心阳被抑，故脉行不畅。多见于气结、血瘀、寒痰、饮食停滞、癥瘕积聚等。

《四言举要》言"阴盛则结，疝瘕积郁"。

《诊家枢要》载："结……阴独盛而阳不能相入也，为症结，为七情所郁。"

促脉和结脉描述的是脉律失常的脉象，二者很相似，只是一快一慢而已。古代中医对脉律失常的描述由于当时科技水平的限制，都是比较粗糙的。其实，这两种脉象相当于现代医学中的早搏，并不是一止，而是一提前，然后有少许歇止，古人便认为是一止了。

早搏是否病态要根据病情来综合分析，现代医学认为早搏有生理性早搏和病理性早搏，每分钟早搏不超过6次一般不属于病态。如果是病理性的早搏，我们可以根据症状和舌象来综合分析，总的来说是热促寒结。热证出现促脉是邪热内盛，壅塞脉道所致，如李时珍所说的"蹶之趣"，就像走路太快而被绊了一下一样，妊娠脉象有时也可以摸到滑促

的现象；结脉的形成则是阴寒内盛，凝塞脉道，脉气不利
所致。

㉗ 代脉

【脉象】脉来一止，止有定数，良久方来。

【集解】"代脉，来数中止，不能自还，因而复动。"
（《脉经》）

"往来缓，动而中止，不能自还，因而复动，名曰代
也。"（《活人书》）

【特点】脉来缓，有规律地歇止，有缺脉现象。

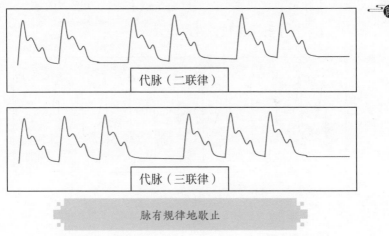

代脉（二联律）

代脉（三联律）

脉有规律地歇止

【主病】脏气衰微、痛证、七情惊恐、跌仆损伤。

（1）主脏气衰微。脏气衰微，无力继续，故脉歇止
难复。

《诊家正眼》言"代主脏衰，危恶之候""心疼夺食，
脉三动一止，良久不能自还"。

【脉学心解】

（2）主痛证、七情惊恐、跌仆损伤。

"惊则气乱"，因为受到突然的惊恐刺激，气行逆乱，所以脉律也会出现紊乱。

代脉相当于现代医学所说的二联律、三联律，跳两下停一下或者跳三下停一下，很有规律，多见于老年人肺气肿、肺心病等心肺功能减退类疾病，即中医所说的脏器衰微，因此年轻人较少有代脉。亦有医家认为80岁以上的老年人出现代脉反而是一种长寿的征象，不足为怪。

28 疾脉

【脉象】脉来急疾，一息七至以上。

【特点】脉来极快，难以计数。

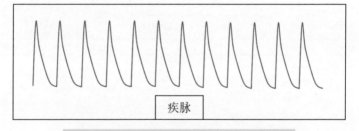

疾脉

脉来极快

【主病】阳极阴竭，元气将脱。

疾脉是真阴竭于下，孤阳亢于上，元气耗损已极之象。在温热病后期出现疾脉是真阴垂绝之候，相当于现代医学的心力衰竭，是用附子急救回阳的指征。出现这种情况是考验一个中医的水准与胆量的时刻，"火神派"在发热性疾病中敢于用附子，是因为他们知道此时的脉数并非完全由热所致，而是隐含着心弱阳衰的表现，及时运用附子可力挽狂澜。痨瘵病晚期亦会出现疾脉，是阴虚已极，虚火燔灼，元气衰微的表现，属危候，此症用附子则收效甚微。

所以，在发热性疾病中，当脉率每分钟超过140次时，这个时候就超过数脉的范围，属疾脉了，不能只考虑是由于体温升高造成的心率增快，很可能是出现了心力衰竭，须高度注意。

在无热性疾脉中，西医中的"室上性心动过速"，其心率每分钟可达160次以上，类似中医所描述的疾脉。这是一种心律失常的疾病，不属于危症及死症，可通过观察患者的病史与临床表现来进行区分，一般都有多次发作的病史，发作时有胸闷、出冷汗等症状，但无心力衰竭的现象，通过刺激咽喉或压迫眼球及颈动脉窦等方法可缓解。笔者在临床上遇到过几个这样的患者，采用西医按压颈动脉窦的方法进行了尝试，如果手法得当，按点准确，心率瞬间降为正常，中间没有逐渐减慢的过程，十分奏效。

附

❶ 怪脉

所谓怪脉就是在一般患者身上很难摸到的一些奇怪脉象，多见于疾病的后期，多数相当于西医所说的心力衰竭的脉象，又称为"死脉"。由于古代科技水平的限制，古人只好极力用形象的比喻来进行描述。一般归纳为七怪脉。

1）釜沸脉

脉在皮肤，浮数之极，至数不清，如釜中沸水，浮泛无根。这个脉象就像锅里煮开的水在翻腾一样。

2）鱼翔脉

脉在皮肤，头定而尾摇，似有似无，如鱼在水中游动。这个脉就是好久都摸不到脉，但突然又有一跳，就像鱼儿从水中跃出的样子。

3）虾游脉

脉在皮肤，如虾游水，时而跃然而去，须臾又来。这个脉象和鱼翔脉其实差不多。

4）屋漏脉

脉在筋肉之间，如屋漏残滴，良久一滴。这个脉也是半天摸不到，但突然又来一个，像水珠从屋上滴下来溅起的涟漪一样。

5）雀啄脉

脉在筋肉之间，连连数急，三五不调，止而复作，如雀啄食之状。这个脉象是时快时慢，时强时弱，就像鸡吃米一样。

6）解索脉

脉在筋肉之间，乍疏乍密，如解乱绳状。这个脉与散脉类似，边缘散漫不清。

7）弹石脉

脉在筋肉之间，如指下弹石，辟辟凑指，毫无柔和软缓之象，此为肾气竭之象。

这7个怪脉，大都是描述心力衰竭时的脉象，可见心力衰竭时的脉象是奇奇怪怪的，西医的心电监护也显示是这种情况。它们在脉象的"胃""神""根"中，大多属于无神无根之脉象，弹石脉则为无胃的脉象。

但是，这里要说明的是，雀啄脉不是死脉，而是类似西医所说的心房颤动（房颤）的脉象。西医描述房颤的标准是三个不一，即"快慢不一，强弱不一，脉率与心率不一"，这就是雀啄脉所要表达的样子，所以，当摸到这个脉时，一般表示患者心房颤动。另外，雀啄脉还可以见于孕妇，是气血旺盛的好现象。气血旺盛，脉来流利，引起壅扼，因而出现滑促雀啄的现象，《脉诀》言孕脉"往来流利，如雀之啄"。

❷ 脉象的分类

脉象究竟有多少种，目前尚无统一说法，现在的书上一般都是28种脉象。脉象的形成，主要在于脉的位、数、形、势上的差别，同时也可以用这些来对脉象进行划分。

1）纲领性脉象

浮、沉、迟、数、虚、实这六个是基本的纲领性脉象，可以统领诸脉，对脉象的划分主要是以此六者分类。值得注意的是，浮、沉、迟、数、虚、实这六个脉象，既是概念，也是具体的脉象，用来划分脉象时是一个概念，描述主病时则是一个具体的脉象，如数脉作为一个概念时，脉率快的脉象都可以划分在里面，但作为具体脉象的数脉则有一定范围，更快则为疾脉。

浮脉类——浮、洪、濡、散、芤、革

沉脉类——沉、伏、牢、弱

迟脉类——迟、缓、涩、结

数脉类——数、促、疾、动

虚脉类——虚、微、细、代、短

实脉类——实、滑、弦、紧、长

此外，脉管的粗细变化、洪（大）和细（小）也可作为分类中的补充。

大脉类——洪、虚、牢、长

细脉类——细、微、弦、伏、涩

2）组合性脉象

组合性脉象一般指几个要素组合在一起构成的脉象，主要有以下几种：

濡脉=浮+细+虚

弱脉=沉+细+虚

伏脉=极沉+细+实

牢脉=沉+大+实

3）特征性脉象

特征性脉象是指具有明显个性特征的脉象，主要有以下几种：

滑脉——如盘走珠

涩脉——如轻刀刮竹

弦脉——如按琴弦

紧脉——如按绳索

芤脉——如按葱管

革脉——如按鼓皮

③ 相似脉的鉴别

1）浮脉和无根脉

浮脉和无根脉皆位于比较表浅的位置，但浮脉重按稍减而不空，无根脉重按则全无。

2）数脉和滑脉

数脉和滑脉在至数上都是偏快的，但数脉只是至数快，而滑脉在至数快的基础上，脉管表面有滑利的感觉。

3）弦脉和紧脉

弦脉和紧脉两者最为相似，以至常连在一起描述，如"脉弦紧"，其实两者在指下的感觉是不同的，弦为绷直的牵拉状，紧为紧缩的内缩状。

4）芤脉和革脉

芤脉和革脉皆为中空脉，但是还是有所不同。芤脉浮大，稍按即软而中空；革脉浮弦，初按似实脉，重按方有中空感。

5）数脉和疾脉

数脉和疾脉虽然都是跳得快，但是还是不同的。数脉一般脉搏每分钟在140次以内，如果每分钟脉搏超过140次则属于疾脉。

④ 正确认识脉象与主病

在临床实际运用当中，要注意把脉象与左右寸关尺结合起来分析，只有这样中医脉诊才能活起来。很多书中在论及某证型时，只是笼统地说"脉弦""脉滑"等，这是不严谨的，也是不符合临床实际的。在临床工作中，笔者基本没见过两手寸关尺全呈弦象、紧象或滑象等脉象，即使是数脉，寸关尺的脉象都是数脉，但有独异现象也就1～2个部位，其他部位虽然也是数脉，只是次数增加，但脉管的柔和度没变，只是因为独异部位的病理现象而被带动才数起来的。异常脉象一般只会出现在1～2个部位，只有非常严重时才会影响到整体脉象。

历代的很多脉学书中都有脉象与主病分部诗这一内容，对应得很工整，这样有它的好处，也有它的不好处，好处是充分论述了分部主病的重要性，不好之处是有些过于刻板与机械，并非每一种脉象都会出现在六部脉中的每一部。本书会在《应用篇》中，针对具体的病，作一些具体的描述。

❺ 相兼脉与主病

其实在临床诊脉中，十分典型的脉象并不多见，绝大多数都是不太典型的相兼脉象，需结合主病和相兼的脉象进行分析，如：常见的"滑数"为实热，为痰火，为食积化热；"弦数"为肝火，为疟疾发热；"弦紧"为寒凝气滞内痛；等等。

❻ 诊尺肤

尺肤就是寸关尺部位的皮肤，在下手诊脉时，其实先摸到的是尺肤。诊尺肤对于诊脉也是很有帮助的，所以，笔者在这里也要介绍和强调一下，诊脉时不要忽略了这个细节。

《黄帝内经》中就有关于诊尺肤的记载，《灵枢·论疾诊尺》言："黄帝问岐伯曰：余欲无视色持脉，独调其尺，以言其病，从外知内，为之奈何？岐伯曰：审其尺之缓急、小大、滑涩，肉之坚脆，而病形定矣……尺肤滑，其淖泽者，风也。尺肉弱者，解㑊，安卧脱肉者，寒热，不治。尺肤滑而泽脂者，风也。尺肤涩者，风痹也。尺肤粗如枯鱼之鳞者，水泆饮也。尺肤热甚，脉盛躁者，病温也，其脉盛而滑者，病且出也。尺肤寒，其脉小者，泄、少气。尺肤炬然，先热后寒者，寒热也；尺肤先寒，久大之而热者，亦寒热也。"

正常尺肤温润滑泽，这是气血调和，津液充沛的表现。异常的尺肤表现代表身体出现了不同的状况，需要加以重视或诊治。

（1）尺肤热，伴见数脉，则可能是患者正在发热；反之，如果尺肤不热而脉数，则是无热性数脉，如心动过速或甲亢性数脉等。

（2）尺肤凉是气血不足和阳气虚弱的表现，见手足也发凉，阳气不足时尺肤更凉；但是，如果只是手足发凉而尺肤是温暖的，就不一定是气血不足和阳气虚弱，因为有时人在紧张的时候手也会发凉，这个要注意。尺肤凉而又感尺肤偏紧，则是感受了外寒。

（3）尺肤枯燥，伴见手也干枯，是津液不足之象，这是一个很不好的现象，比以上两种情况都严重，可见身体出现严重的虚损，如癌症晚期、严重贫血等。当津液不足出现时，说明气血严重受损，因为津液是气血所化生的，中医很重视人体的津液，有"留得一分津液，便有一分生机"的说法。这个时候医生要知道，这种患者要顾护根本，大补气血津液。

这里要注意，枯燥和粗糙是两个不同的概念，粗糙一般是单纯的皮肤角质层增厚，一般是干体力活产生的而非枯燥，没有临床意义。

所以，医生在诊脉时，可顺便触摸一下尺肤，这可协助脉象的诊断。

应用
篇

脉学心解

一、常见病的脉象体会

❶ 感冒

对于感冒的病因，中西医有着不同的看法。西医认为感冒是由于上呼吸道感染，在寒冷等因素的作用下，人体免疫力下降，潜伏在鼻腔内的病毒或细菌因此发作而致病。中医认为感冒是由于温度变化过于激烈时，人体抵抗力下降或者皮肤毛孔开张，风寒等外邪从皮毛侵入人体，停留在肌肤腠理之间而引起。

感冒的症状有轻有重，轻者表现为鼻塞、喷嚏、流清涕，重者会出现恶寒发热、咽喉痛、咳嗽等。感冒在中医辨证中主要有风寒与风热之分，但不管风寒还是风热，其中都有风邪的因素，所以，治疗风热感冒的银翘散中也要用荆芥来散风寒。

感冒属中医所说的表证，其脉象一般记载为浮脉，但在实际的诊脉中并不一定。轻度的感冒，脉象并无多大变化，只有在感邪较重，正气趋向于表，奋起与之抗争，有恶寒发热时才会出现浮脉。所以，在感冒的不同阶段，其脉象是不一样的。

以风寒感冒为例。初期有恶寒、鼻塞、流清涕、头痛时，脉象为浮紧脉。浮紧脉出现的部位是右寸或者左尺，出现在右寸是因为"肺主皮毛"，出现在左尺浮位是因为左尺浮位为膀胱经，膀胱经为人体最浅表的一条经络，感受外邪，膀胱经先受之。

若感冒症状加重，出现头痛、恶寒发热时，则脉象变得浮数，至数的增加与体温的增加是同步的。由于血流加速，脉体也变得较大，在诊脉时，可随手触摸尺肤，有比正常温度高的灼热感。因寒邪因素未除，所以脉象仍然带有紧的感觉。

风热感冒的脉象一般为浮数脉，出现的部位与风寒感冒浮紧脉出现的部位基本相同，只是患者的症状有所不同，有鼻塞，但咽喉痛比较明显。

❷ 发热

发热的脉象，因引起发热的原因不同而不同，总的来说是体温每升高1℃，脉率增加15～20次。

外感发热是由于外邪侵犯，从毛孔而入，停留在肌肤腠理之间，人体的正气与之抗争而引起的。外邪有风寒、风热、风湿等，也有"戾气"。因"戾气"引起的发热相当于现代医学所说的"流行性感冒"。

1）外感发热

外感发热的脉象一般呈现浮数象，兼有洪大或滑大之象。

发热，若脉象为右寸脉浮大而数，有咽痛、咳嗽、扁桃体肿大的表现，为风热壅肺。

发热，若脉象为左尺脉浮紧而数，有头痛、颈项强痛等，为风寒侵入足太阳膀胱经引起的发热。

发热，若脉象为左关脉浮洪而数，有发热恶寒交替出现，为邪入少阳的发热。但很典型的恶寒发热交替出现症状比较少见，倘若出现，这便是用小柴胡汤的指征。

发热，若脉象为右关脉洪大而数，同时有大热、大汗、大渴，为邪入阳明胃经。大热、大汗、大渴、脉洪大，为著名的"四大症状"，是用白虎汤的最佳时期了。有人把白虎汤作为万能的退热剂，这是不对的，白虎汤只退足阳明胃经和手太阴肺经之热，用在其他地方，效果有限。运用白虎汤最准确的标准就是右关洪大，其他病也可以，如：急性乳腺炎见右关洪大，便可以用白虎汤；关节红肿的患者若见右关脉洪大，但并没有大热、大汗、大渴等症状，也可以使用白虎汤，同样可以获得很好的效果。

右尺滑实而数，见发热伴有腹胀、腹痛、便结等，为邪入阳明腑实证，是用大承气汤的指征。

2）内伤发热

内伤发热比较复杂，总的来说，其脉象不似外感发热之浮大，以中取和沉取见滑数为主。内伤发热的热势不一定很高，但这并不表示病轻。

发热，若脉象为左寸脉中取滑数，力量明显大于其他部位，伴心慌、气促，为心热，要高度考虑为心肌炎的可能，可选导赤散之类。

发热，若脉象为右寸脉中取滑数，伴咳嗽，为肺热，为肺部及支气管的炎症，可选泻白散之类。

发热，若脉象为左关脉中取滑数，伴口苦、厌食、尿黄，为肝热，为肝的炎症，可选龙胆泻肝汤之类。

发热，若脉象为左尺脉中取滑数，伴腰痛、尿短赤，为肾热，为肾及膀胱的炎症，可选八正散之类。

仔细去体会脉象，针对性地选用治疗药物，比盲目用药效果会好很多。

疟疾的发热，其脉弦数，无洪象和滑象，尤以左关为显。如遇到此种发热，学习者一定要仔细体会一下，增强学习脉诊的兴趣。若遇不明原因之发热而脉象呈现弦细数象，要考虑疟疾的可能。

此外，脉濡数，舌苔黄腻，为湿热；脉细数，夜热早凉，舌质红，少苔，为阴虚发热；舌质红绛，脉细数，为热入营血；血虚发热，脉数而浮大，重按无力，伴面色萎黄、口唇淡白、舌淡；气虚发热，脉虚数，寸部不显。

内伤发热而使用中医治疗时，应深入分析脉象，再选择恰当的治疗药物。当然，以上所述是常规分析，也有十分复杂的发热，如某些全身严重感染性发热，还有白血病引起的发热，其脉呈细数或虚数，六部并无明显差异，分析起来较困难。

❸ 咳嗽

咳嗽为肺系疾病，"肺为娇脏，不耐寒热"，寒热虚实皆可引起咳嗽，主要分外感咳嗽和内伤咳嗽。外感咳嗽，是感冒的伴随症状，风寒外束，肺气不利，其脉象特征同感冒，可见右寸或左尺浮而紧，伴咽痒、痰白，可用杏苏散之类；风热犯肺，肺失清肃，则咳嗽，伴咽痛、痰黄，可用桑菊饮之类。

咳嗽，若脉象为右寸脉沉迟而弱，咳痰清稀而白，夜间咳嗽明显，为肺之虚寒性咳嗽，可用小青龙汤之类温肺化饮。

咳嗽，若脉象为右寸脉滑数有力，伴痰黄黏、胸痛、气促，为痰热壅肺之咳嗽，可用麻杏石甘汤之类。

咳嗽，若脉象为左关脉滑数，且咳嗽阵作，咳势急迫，伴痰少色黄而黏、目赤，为肝热、肝火犯肺，当清泄肝热。

还有比较少见的咳嗽，如入冬则咳嗽，痰少或痰中带咸味，右尺沉细少力，为肾虚之咳嗽，当温肾益肺。

❹ 头痛

头痛分外感头痛与内伤头痛。外感头痛为感冒的伴随症状，脉象特征同感冒。左尺脉紧，头痛以后项痛为主，属风寒之邪滞于膀胱经，可予麻黄汤之类；头痛以两侧痛为主，左关脉浮大而数，为邪入少阳经，当用小柴胡汤。

内伤头痛中，最为常见的是肝阳上亢型头痛，相当于高血压病血管性头痛、脑动脉硬化性头痛。

肝阳上亢型头痛，其脉象现左关连尺弦劲有力，当平肝潜阳，滋肾水、养肝木，肾水包括精、血，肾水不足，肝木失养，肝阳可亢动。精生血，肾精不足则血亦不足，血不养肝，肝阳亦可亢动，这就是中老年女子常见的血虚头痛，机理与高血压病头痛类似，但血压不一定高，测量血压可作为一个参考，但中医辨证的关键是左尺连关弦劲不柔。这种头痛以胀痛为主，畏光，目胀，当养血柔肝潜阳。

头痛，若脉象为左关脉弦紧，头痛以巅顶痛为主，恶心欲吐，恶阴暗，此为肝经寒邪之头痛，当以吴茱萸汤治之，《伤寒论》曰"干呕、吐涎沫，头痛者，吴茱萸汤主之"。

此外，还有神经性头痛、头部占位性头痛等，脉象上反而没有什么特别之处。

⑤ 眩晕

中医中将眩晕分为4种类型，即肝阳上亢型、气血不足型、痰浊上扰型、肾精不足型，这几种证型分别类似于西医所说的高血压型眩晕、低血压型眩晕、耳源型眩晕、脑萎缩型眩晕。遇到眩晕患者，通过诊脉，很容易将这几种类型分开，从而采用正确的治疗方法。

眩晕，若脉象为左尺脉弦劲，有搏指感，伴面潮红、头重脚轻，此为肝阳上亢型眩晕，治当平肝潜阳。

眩晕，若脉象为脉弱无力，右寸脉沉，伴面色萎黄或苍白、少气懒言、舌淡，为气血不足型眩晕，治当补气升提。

眩晕，若脉象为左关脉弦劲带滑，伴恶心呕吐、视物旋转，与体位有一定的关系，为痰浊上扰型眩晕，治当平肝潜阳、化痰降逆。

肾精不足型眩晕多见于老年人，老年人肾精不足，髓海空虚，大脑失养，所以总觉得大脑不清醒，伴记忆力减退、反应迟钝等，脉象以两尺空大感为主，治当补肾填精。

⑥ 胃脘痛

胃脘痛的原因有两类：一类是由胃自身的问题引起；另一类是其他脏腑的影响，主要是由肝气犯胃引起。这两种不同原因的胃痛，在脉诊上可以区分开来，这对胃脘痛的治疗有很重要的意义。

胃痛，若脉象为右关脉浮大，重按乏力，为虚寒性胃痛，为胃自身失养，失于温和所致，多见于慢性胃炎等，当温胃养胃，可用黄芪建中汤治疗。

胃痛，若脉象为左关脉弦滑有力，常伴见胃胀、嗳气，与情绪相关，为肝气偏旺，肝气不舒型，当以疏肝理气为治则，以柴胡疏肝散治疗。

右关脉弦细而胃痛，脾胃虚弱，肝木克土，当疏肝健脾胃，可选用金铃子散之类。

西医治胃痛，把制酸放在第一位，笔者认为这是不妥的，这不是一个根本的治疗方法，只是一个缓解的方法。胃酸并没有罪，它对人体是必要的，中医应该仔细分辨，从温胃、养胃、疏理肝气方面着手。当然，如果是胃部的恶性病变，则另当别论。

❼ 腹痛

腹痛主要指大腹痛，其原因很多，从中医来讲，寒热虚实都可引起腹痛。腹痛的脉象多在尺部出现异常，因为腹为下焦，两手尺部中取为腑，主要器官有大肠、小肠。大小肠在脉诊部位中的左右尺分部一直有争议，多数医家主张大肠在右尺，小肠在左尺，也有医家主张不宜过分强分，两尺候大小肠。这两种意见都有道理，只能根据情况掌握，分而不分，不分而分。

腹痛，若脉象为尺部弦细，以胀痛为主，走窜痛，为气滞不畅，应行气止痛。

腹痛，若脉象为弦紧而迟，症状表现为冷痛，喜暖，得温可减，则为寒滞胃肠，应散寒止痛。

腹痛，若脉象为滑实而数，多在右尺出现，症状为攻撑作痛，大便秘结，嗳腐，为热结肠道或食滞大肠，应攻下热结或消食导滞。

如果脉象沉而无力，以右尺为主，症状为腹痛隐隐，便溏，进食生冷油腻则明显，则为脾肾阳虚，大肠失于温暖之虚寒性腹痛，当补脾肾之阳以暖大肠。

如果腹痛出现伏脉，极沉极细而实，痛势剧烈，为邪闭，多为急性阑尾炎之急腹症类，这种伏象多在左尺出现，当高度重视，不可延误病情。

⑧ 腰痛

腰为肾之府，腰痛当考虑肾的疾患，但也有腰椎及肌肉的问题，脉象也能为诊断提供鉴别依据。

肾绞痛、输尿管绞痛时，其痛势剧烈，辗转反侧，但出现此类疼痛时脉象并无多大变化，没有弦、紧之象，而多见和缓。后来笔者考虑可能是结石，为机械性梗阻，体内并无病理因素，所以，这种疼痛并不可怕，不会像伏脉一样有严重后果。

肾病所引起的腰痛是很严重的问题，都有一个很长的过程。肾脏的实质性病变在左尺观察，左尺沉取候肾，左尺弦硬不柔，少胃气，是肾脏受损的表现。

尺部中取弦细而长，是腰部肌肉筋骨损伤的表现，可见腰痛或延伸到腿部，不可俯仰。左侧腰痛则弦细在左尺，右侧痛则弦细在右尺。

两尺部脉沉而无力，腰痛绵绵，为肾虚性腰痛。

体格检查可以帮助鉴别腰痛的性质，肾区叩痛明显则病位在肾及泌尿系，叩痛不明显则病位多在腰肌，肾绞痛时，肾俞穴有明显的压痛。

⑨ 高血压病

高血压病临床很常见，多出现在中老年人群中，年轻人很少见到。判断血压的高低，采用的是血压计检测方法，其实，通过脉诊也可以判断血压高低，非常简便，也很准确，并且与血压计的检测基本吻合。

有人会问：摸脉也能知道血压高低？觉得不可思议。其实道理很简单，所谓血压就是血管内的压力，血管内压力的高低变化可以很直接地反映到指下的脉管上。

高血压病的脉象最佳观察点在左尺，左尺出现弦劲感，用按法压下去有搏指反弹的感觉，即与手指对抗的反搏力，说明血管内压力充足，底力强劲。这点尤其值得注意，因为在肾脏损害等病变中，左尺也会出现弦硬不柔，很似高血压的脉象，但重按没有搏指感。

为什么高血压病会在左尺最先出现弦劲呢？这与高血压病的产生机制有关。西医认为动脉血管硬化，失去弹性而不能缓冲心搏压力是高血压形成的关键。而中医则认为高血压从证型上讲，相当于"肝阳上亢"证。肝阳上亢是肾水不足，不能涵养肝木造成的。随着年龄的增大，肾水渐显不足，朱丹溪说"脉无水则不柔"，左尺部代表肾阴（水），所以，最先在左尺部出现不柔的现象。

高血压病有一个漫长的形成过程，该病早期其脉象在左尺部有轻度至中度弦劲不柔时，患者可能没有太大的感觉，不会引起注意。等到病情严重时，就会出现头痛、眩晕、面红目赤、腰膝酸软、行走飘忽等肝阳上亢的典型症状，脉象也会从左尺部弦劲发展到左关部亦弦劲搏指，更甚时右尺部和右关部弦劲。

⑩ 甲状腺功能亢进症

甲状腺功能亢进症（简称甲亢）在青年女性中比较多见。甲亢的脉象也很有特征，比较容易观察。

甲亢的脉象有两个特点。第一个特点是脉率增加，是一种无热性的数脉，并无发热，在安静状态下其脉象依然频数。值得注意的是，这种脉数之象并无浮洪之象，而是偏细而数之象。但是单凭脉数还不足以体现甲亢脉象的特点，因为影响脉数的因素很多。第二个特点是左关连尺弦细不柔，这个很关键。这两个特点加在一起就是甲亢的常见脉象，再结合症状，如患者颈部、眼球的变化，就可以考虑为甲亢了。

为什么甲亢会在左关部连尺部出现弦细数脉呢？这与甲亢的产生机制有关。西医认为甲亢是甲状腺激素分泌过多，引起代谢旺盛造成的，是甲状腺本身的病变引发的甲状腺毒症。至于为什么这个病会引起突眼，西医也不能解释。而中医则认为，虽然该病的病理表现在甲状腺，但更深层的原因却在肝。以前笔者也不理解这个问题，但是通过观察大量甲亢患者的脉象，发现肝脉都弦硬不柔而偏细数，所以笔者相信古人所说的本病的内因与肝有关。

肝藏血，主疏泄，喜条达，肝血不足而失舒柔，肝郁不舒而气不调畅，或横逆或亢上，而足厥阴肝经的走向是"循喉咙之后，上入颃颡，连目系"，也就是经过了甲状腺后又连到了眼球，故甲状腺肿大伴有眼球突出实为肝血不足，肝阳向上亢动，对所络属器官施加压力所致。女子"血常不足"，又情志易郁，所以本病的发病率远高于男子。

甲亢的治疗基本上是用西药，如果配合中药，就要以养血、疏肝、平肝为治则，那就比单纯用西药的效果要好，副作用要少。

脉诊还可对本病的治疗效果进行观察。服药后，如果脉率变缓，肝脉变柔，则病情缓解，得到了控制；如果脉率仍快，肝脉不柔，则病情控制不佳。

⑪ 肝病

中医有"肝为百病之贼"的说法，就是说肝在内科病里面是一个很主要的因素，很多慢性病的内在因素都与肝有关，如胃病、甲亢、月经病、高血压病等，所以，观察肝脉显得尤其重要，在临床上，肝脉是笔者重点观察的对象。清末民初著名的孟河医派特别注重肝脉和调肝，如费伯雄等都是调肝高手，甚至可以说孟河医派就是调肝派。王旭高在《西溪书屋夜话录》中总结的调肝三十法有非常高的临床意义，倘若能够理解和掌握他的方法，中医诊疗水平会得到很大的提高。

肝脉在左关部，正常的肝脉柔和而充实有力，是肝血充足、肝气调达的表现。如：肝脉出现弦而不柔，则表示为肝气不舒，可能会有胁肋胀痛、嗳气，当养血疏肝；肝脉洪数，为邪入少阳，当和解少阳，可用小柴胡汤；肝脉沉而滑数，为肝经实火，可见口苦、目赤，甚至目痛伴头痛、青光眼、眼压增高等，当以龙胆泻肝汤之类清泻肝火；肝脉空大，就是革的感觉，初按如实脉，重按会有一种空豁的感觉，这一般是早期肝硬化的一种脉象，患者会时感肝区胀痛，背部胀痛，但有时疼痛也不甚，所以容易被忽视，当养肝温肝，使肝内恢复到正常状态，免生变证。

⑫ 痛经

痛经是青年女性常见的问题，引起痛经的原因比较多。最常见的原因是宫寒，因为月经要出血，出血会带走大量的热量，使子宫内处于寒凉状态，寒主收引，所以就出现了痛经。

痛经的脉象是左尺脉沉弦，因为胞宫在左尺观察。这个脉象比较容易摸，遇到痛经的患者时，仔细观察其左尺的脉象就可以找到感觉。痛经的患者往往还伴有面色苍白、小腹冰凉，甚至有恶心欲吐、肛门坠胀感等。痛经除了属子宫寒凉外，还与肝经关系密切。因为肝的经络络胞宫，所以月经也会导致肝经的虚寒。恶心呕吐感就是肝经虚寒造成的，它的特点是干呕，正如张仲景所说"干呕，吐涎沫者……吴茱萸汤主之"。因此，痛经伴有呕吐的治疗，除了温暖子宫外还要温肝。

痛经的原因除了宫寒之外，还有瘀血型痛经，它的特点是月经有大量瘀块，瘀块不出，疼痛不止，瘀块一出，疼痛立消。

⑬ 贫血

贫血的原因有很多，不可一概而论。普通的营养不良性贫血，在中医中属气血不足型，脉象是细弱的；月经过多引起的贫血，在西医中多为缺铁性贫血，在中医中多属肝血不足，左脉偏细弱；肾脏病引起的肾性贫血，左尺脉空大不柔；严重的再生障碍性贫血，其血常规可见白细胞、红细胞及血小板都减少，脉象可见左手脉空大而浮。在脉象上，左主血，左尺属肾水、肾精，肾藏精，精生血，肾精不足，骨髓空虚而出现左脉空大的现象，如果在空大的基础上带数，则病情已经很严重了，难治。此外，消化系统疾病，如胃溃疡、胃癌、肠癌等，还有痔疮出血、子宫肌瘤等都可以引起贫血，所以贫血的脉象没有特定之象，要结合不同的疾病来分析；还有遗传性疾病"地中海贫血"，其脉象上没什么明显变化。

⑭ 冠心病

冠状动脉粥样硬化性心脏病（冠心病）的脉象比较容易观察，主要特点是左寸弦大而不柔。冠心病有两种，单纯性冠心病和高血压性冠心病。单纯性冠心病多见左寸空大不柔，为心血不足，血不养心之象，也有左关连寸大而不柔，这是心肝血虚，心失所养造成的；高血压性冠心病的脉象伴见左尺弦劲有力，为肾水不足，肝阳亢动，对心脏施压引起，胸闷症状比较明显。

冠心病出现胸闷痛症状的情况很多，常见于50岁以上的人，男性明显多于女性。西医的治疗方式就是放支架，但是这种治疗方法会给患者以后的生活带来很大的麻烦，所以，笔者一般不建议患者轻易接受这种治疗。根据患者的脉象特征，从中医脉象的角度来分析，冠心病主要是心肝血虚，心失所养造成的，可以用补肝血、温通心阳的方法来调理，用桂枝甘草汤加归脾汤治疗，或可让患者免去放支架之苦。

⑮　心律失常

心律失常有很多种，西医通过心电图检查可以进行很准确的分析，这点中医无法与之相比，但是，中医的脉诊有时也有它的优势。正常的脉象就像人走路一样，很稳定，如果失去稳定，那就出现心律不齐了。但是，最健康的心跳节律，随着呼吸是有轻度的快慢变化的，吸气时略快一点点，仔细去摸脉的时候可以感受得到，这就是西医所说的"窦性心律"。

心律失常最常见的是期前收缩，也就是早搏，一般是室性早搏比较多，分生理性和病理性。但是，早搏的类型通过脉诊就很难分辨了。偶尔发生早搏，每分钟少于6次也不是什么大问题，有时候胃的一些问题，如饥饱失常，也会引起早搏，中医有"胃之大络，名曰虚里"之说，所以，胃对心律是可以有影响的；如果频发早搏，那就是心脏器质性问题了，可能是心肌供血不好导致的传导系统功能障碍等。第二个比较容易摸的心律失常就是心房纤颤的脉象，西医对它的描述很标准，那就是三个不一，即"快慢不一，强弱不一，脉率与心率不一"，很像中医所形容的"雀啄脉"，时快时慢，时强时弱，很容易分辨出来。

⑯ 肿瘤

肿瘤有良性与恶性之分，这里讲的主要是恶性肿瘤的脉象特征。单凭脉象来确定是否患有恶性肿瘤也是一件非常难的事情，一定要结合西医的影像学和病理学诊断，不可轻言。恶性肿瘤的脉象也没有什么固定的特征，根据对西医确诊的恶性肿瘤病例的观察来看，脉象大多呈革象，就是脉弦大不柔少胃气之象，结合脉诊的部位很有意义，如肝癌、胰头癌在左关部出现弦大不柔，肺癌、乳腺癌会在右寸部出现弦大不柔，胃癌在右关部出现弦大不柔，等等。所以，革脉是一个很不好的脉象，预示着某个器官处于一个虚寒的状态，常伴有隐痛，或背部某一点胀痛。因为疼痛不是很剧烈，可以忍受，所以患者一般不会很在意，慢慢演变下去就会出现严重的问题。如果你懂这个脉象，可以提醒患者及早调理，可以避免滑入危险的深渊。但也不是所有的恶性肿瘤患者的脉象都是革象，这也是脉诊的复杂性。

再者，判断恶性肿瘤的预后，脉象也可以发挥很大的作用。并不是所有得了恶性肿瘤的人都会很快死掉。如果患者的尺脉沉而柔和，没有浮大空豁，说明根还在，那他的生命还有很长一段时间；如果患者的脉象出现了尺部无根或者虚数现象，那他的时间就所剩无几了。

附：妊娠脉象

很多民间流传的故事都认为中医有通过脉诊来确定是否妊娠的能力，甚至还可以判断胎儿的性别。历代医书中有关妊娠脉象的记载也非常多。总的来说，妊娠的典型脉象就是滑脉，如《景岳全书》中描述"妇人脉滑数而经断者，为有孕"，《四言举要》中说"尺脉滑利，妊娠可喜。滑疾不散，胎必三月，但疾不散，五月可别"；对判断性别的说法是"左大顺男，右大顺女"。

笔者也对妊娠的脉象进行过大量的观察，妊娠脉象是滑脉，这个是肯定的。中医认为妊娠时气血旺盛，所以脉来显滑象；西医认为妊娠时雌激素水平上升，使脉管内壁光滑，再加上血容量增加，所以脉显滑象。就是脉来得流利，脉管柔和，脉率偏快。值得注意的是，健康的年轻人气血旺盛，其脉也是带滑象的，《景岳全书》说"若平人脉滑而和缓，此自营卫充实之佳兆"，说明滑脉可见于正常人。滑缓为平人之常，多见于青壮年，尤以女性明显，但是这种滑象跟妊娠的滑象还是不同的，妊娠的滑象更加明显，像滚珠状，力量更大，脉率更快。《脉经》曰："三部脉沉浮正等，按之无绝者，有娠也。"

虽然说妊娠的脉象是典型的滑脉，但不是百分之百的，跟孕妇的个人体质有关，体质弱的孕妇，其滑象也并不明显。笔者就遇到过不少孕妇的脉象并无滑象，这就是脉诊的复杂性之所在。临床表现出来的脉象并不是那么简单的，所以，对于妊娠的脉象是否滑象不能一概而论，要加以注意。

那么，妊娠的这种滑象最早出现在脉诊中的哪个部位呢？一般最早出现在左关部，像滚珠状，要注意体会。这是为什么呢？因为肝藏血，血容量增加，所以肝血旺盛而见左关部脉显滑。其次是在左尺部，中取滑实有力，这是因为胞宫在左尺部脉观察，胞宫气血充盈则现滑实柔和之象。前面说过，如果左尺部出现革脉，那是先兆流产，左尺部出现涩脉，则胎儿已亡。

随着妊娠月份的增加，其滑象也会在其他部位出现，可以说在六部脉中任何部位都可以出现，每个妊娠妇女都不太一样，没有一个固定的模式，这也是脉诊的难点所在。至于对胎儿性别的鉴别，"左大顺男，右大顺女"，其实也不是这么简单，观察对比了很多案例，准确性不高，没有太大意义，所以，不能妄下断语。

二、脉象图解

为了便于大家对理解脉象，笔者把一些在临床上感受比较深的脉象用脉图的方式表现出来，虽然有些生硬，但比较形象，希望能够帮助大家理解。图中的颜色深表示脉的力度强，颜色浅表示脉的力度弱。

① 正常脉象

脉管柔和，寸关尺之间连贯，无明显差异，左右的力度和粗细基本相等。

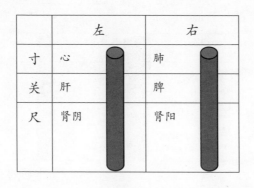

	左		右	
寸	心		肺	
关	肝		脾	
尺	肾阴		肾阳	

② 高血压病初起的脉象

左尺脉弦劲有力，重按搏指，左脉比右脉粗，可有头痛、头晕症状。

	左		右	
寸	心		肺	
关	肝		脾	
尺	肾阴		肾阳	

❸ 冠心病的脉象

左寸脉弦硬不柔，可有胸闷、心痛症状。

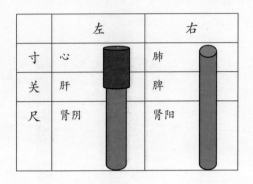

	左		右	
寸	心		肺	
关	肝		脾	
尺	肾阴		肾阳	

❹ 肝经虚寒的脉象

左关脉革，可见肝区痛，或伴背部有胀痛点。

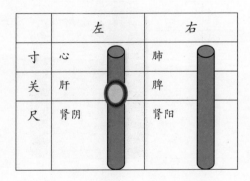

	左		右	
寸	心		肺	
关	肝		脾	
尺	肾阴		肾阳	

⑤ 肝气郁结的脉象

左关脉弦结不柔，可见胸闷、嗳气、乳胀、肝胃痛等症状。

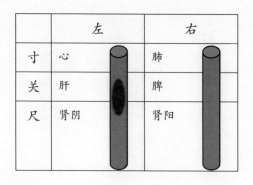

	左		右	
寸	心		肺	
关	肝		脾	
尺	肾阴		肾阳	

⑥ 甲状腺功能亢进症的脉象

左尺脉连左关脉中取弦细不柔而数。

	左		右	
寸	心		肺	
关	肝		脾	
尺	肾阴		肾阳	

❼ 急腹症的脉象

左尺脉伏，极沉细，症见腹部剧烈疼痛，可见于阑尾炎等外科情况。

	左		右	
寸	心		肺	
关	肝		脾	
尺	肾阴		肾阳	

❽ 一般性腹痛（包括痛经）的脉象

左尺脉中取带弦，见于非外科情况。

	左		右	
寸	心		肺	
关	肝		脾	
尺	肾阴		肾阳	

⑨ 脾肺气虚的脉象

右脉弱，右寸脉尤显，可见肺功能减弱，症见咳嗽、气喘、痰多。

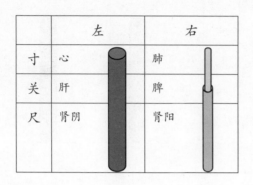

⑩ 肝气犯胃的胃脘痛的脉象

右关脉弦细，为肝气犯胃，可予金铃子散。

	左		右	
寸	心		肺	
关	肝		脾	
尺	肾阴		肾阳	

⑪ 脾胃气滞的脉象

右关脉滑实有力，可见腹胀、胃脘不舒的症状。

	左		右	
寸	心		肺	
关	肝		脾	
尺	肾阴		肾阳	

⑫ 咽喉疼痛，扁桃体红肿的脉象

右寸脉洪滑。

	左		右	
寸	心		肺	
关	肝		脾	
尺	肾阴		肾阳	

⑬ 肾阳虚，肾不纳气，虚喘的脉象

右脉虚，右尺脉浮大，重按无力。

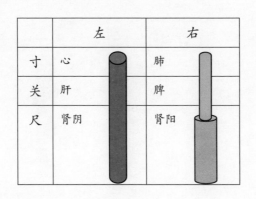

	左		右	
寸	心		肺	
关	肝		脾	
尺	肾阴		肾阳	

⑭ 脾肾阳虚，肺气不足的脉象

右尺脉连右关脉弱，右寸脉也虚。

	左		右	
寸	心		肺	
关	肝		脾	
尺	肾阴		肾阳	

⑮ 白虎汤证的脉象

右关脉连右寸脉洪大，为肺胃热盛。

		左	右
寸	心		肺
关	肝		脾
尺	肾阴		肾阳

⑯ 妊娠的脉象

左关脉滑。

		左	右
寸	心		肺
关	肝		脾
尺	肾阴		肾阳

⑰ 先兆流产的脉象

左尺脉出现革象。

	左		右	
寸	心		肺	
关	肝		脾	
尺	肾阴		肾阳	

三、诊脉下药诗

　　清代名医龙之章在他的《蠢子医》中有一段诊脉下药诗，写得非常精彩，也很实用，对医生依据脉诊来用药很有帮助，抄录在这里。

诊脉下药诗

诊脉下药心内裁，手未立方眼已开。

（右寸）

肺实有力宜大泻，前胡枳实橘红偕；

肺虚无力宜大补，党参五味百合辅；

肺实有力夹风火，酒芩全蒌元参佐；

肺虚无力夹风寒，款冬紫菀麻黄添。

（左寸）

心实有力宜大泻，菖蒲郁金凌霄偕；

心虚无力宜大补，枣仁远志柏子辅；

心实有力夹风火，黄连连翘栀子佐；

心虚无力夹风寒，白附天麻荜茇添。

（右关）

胃实有力宜大泻，大黄枳壳槟榔偕；

胃虚无力宜大补，白术云苓炙芪辅；

胃实有力夹风火，知母石膏干葛佐；

胃虚无力夹风寒，干姜白芷藁本添。

（左关）

肝实有力宜大泻，桃仁醋军莪棱偕；

肝虚无力宜大补，当归川芎香附辅；

肝实有力夹风火，柴胡生地二芍佐；

肝虚无力夹风寒，吴萸艾叶首乌添。

（右尺）

命实有力宜大泻，芒硝火麻郁仁偕；

命虚无力宜大补，宿砂益智肉蔻辅；

命实有力夹风火，槐花地榆蒲黄佐；

命虚无力夹风寒，黑姜附子故纸添。

（左尺）

肾实有力宜大泻，木通泽泻车前偕；

肾虚无力宜大补，熟地萸肉山药辅；

肾实有力夹风火，黄柏丹皮萆薢佐；

肾虚无力夹风寒，肉桂巴戟椒茴添。

此虽守株待兔法，聊训蒙医以开先。

吾祖尝曰：吾之脉理遵节庵（节庵：陶华，字节庵。明代医家）。此即遵节庵之意。如篇中六部脉之虚实，加风火、风寒，皆于有力、无力中分，又各有主药以治之。学者熟察乎此，不惟能知脉理，且能知温凉之补泻，某药入某经、治某病之数十品矣。侄孙浚川谨志。

应
用
篇

附录

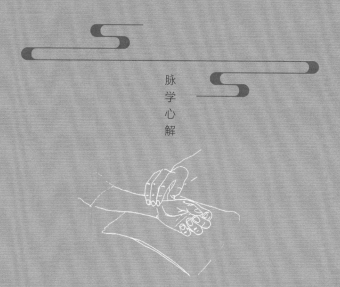

脉学心解

历代名医论脉精华选

① 明·周慎斋《医家秘奥·脉法》（节选）

一、凡脉，左手血中之气，右手气中之血。

二、左手寸心脉旺，右手尺命门脉亦旺，是心君不主令，而命门相火代之矣，宜六味地黄丸主之。如单左寸旺，为肝盛生心火，生脉散加茯神、远志、酸枣仁。相火上入心部宜壮水制火。心火旺清而敛之，心火盛敛而下之，相火盛养而平之。

三、右手寸肺脉旺，左手尺肾脉亦旺，清肺为主，生脉散加当归。如单左尺旺，六味地黄丸。如单右寸旺，当清肺，以金被火克，不能生水，水涸火起。

四、两尺脉肾与命门俱旺，生脉散加当归，滋木以及水也，兼六味以养之。

五、左尺旺，六味地黄汤。左右尺俱旺，亦六味地黄汤。

六、右尺微细，八味地黄丸。左右尺皆微细，亦八味地黄丸。

七、寸脉旺，两尺微细，六味地黄丸。阴水不升，阳火不降。

八、两寸脉浮而无力，宜补上焦，用补中益气。上焦元气足，其火下降。

九、两尺浮而无力，宜补下焦，用六味地黄丸。下焦元气足，其气上升。

十、寸属上焦，无力属虚，浮者气虚，不能降下也。

十一、尺候下焦，无力阴虚，浮者阴虚，不能上升也。

十二、两寸洪而有力为火在上焦，宜降火，凉膈散、黄芩芍药汤、导赤散。

十三、两尺洪而有力，火在下焦，宜滋阴，黄柏、知母之类。

十四、两寸豁大无力，宜大补。

十五、两尺豁大无力，宜升阳散火汤。

十六、寸脉微细者，温补。

十七、尺脉微细者，温暖。

十八、尺脉浮沉俱有力，宜下；无力则为虚，宜补。

十九、寸脉浮沉俱有力，宜汗；无力则为虚，宜升。

二十、寸脉细微，阳不足，阴往乘之，补中益气汤加羌活、防风。

二十一、两尺洪大，阴不足，阳往乘之，补中益气汤加黄柏。

二十二、左脉弦滑有力，热不退，四物汤加黄柏、知母、柴胡之类。

二十三、右脉弦数无力，补中益气汤。或补脾阴不足，四君子加山药以主之。左病右取，右病左取，上病下求，下病上求。

二十四、左尺浮紧有力，伤寒宜解表，汗出即愈；但有力不紧，清心莲子饮或五苓散以利之；无力则为虚，六味地黄丸；沉实为寒，宜温；沉迟为虚，宜补，故纸、肉苁蓉、

105

锁阳、大茴之类，当消息用之；沉弱微则为虚，不宜直补，所谓补肾不若补脾，正与此同，或十全大补汤佐以补肾之味；沉数阴中无阳，八味地黄丸。

二十五、右尺浮而有力，系邪脉，后必喘促泄泻而亡。浮而虚，补中益气汤；沉而迟弱无力，命门无火，宜大补阳气；数为虚损，难治之症。

二十六、右尺洪而有力，六味地黄丸；无力，十全大补汤；沉细，八味地黄汤。

二十七、左尺沉细数，亦用六味地黄丸。两尺浮大，肺气先绝，金不生水，故尺浮大。

二十八、左尺微细不起，右尺带数或浮大，病名虚损，调理二三年方愈。

二十九、凡浮大之脉，见于右尺者，俱是假火，按内伤施治。

三十、凡虚损痨病俱见于右尺，伤风外感俱见于左尺。左尺不见太阳，内伤劳役无疑。

三十一、脉沉而有力，大便秘者，用承气汤；沉而无力，大便秘者，芎归枳壳汤。

三十二、凡脉，沉而带数，阴中伏火也，宜泻阴中伏火，六味地黄丸之类；豁大无力，阴气犹未绝也；倘豁大有力，三月后必亡不治，泄泻见此脉者，亦不治。

三十三、凡杂病伤寒老人，见歇止脉者，俱将愈之兆。惟吐而见歇止脉者死。

三十四、胃脉见豁大，保元汤加麦冬、五味子。见于脾脉，保元汤加干姜、白术。见于大肠脉，八珍汤加黄柏、知母。见于肺脉，八味地黄丸。见于小肠，六一散或车前子、木通等药。见于心脉，大补阴丸。见于肝部，四物汤加柏、母。见于胆部，黄连泻心汤。

三十五、凡豁大之脉，须沉缓可治，沉则胃不绝，缓则脾不绝；倘非沉缓，药必不效。

三十六、凡脉，豁大，外有火；沉细，里有火。六脉俱有火者，宜八珍汤和之。

三十七、凡诸脉，不大不小，不长不短，无数短、紧细、豁大，易治。

三十八、浮沉迟数弦紧洪，有力为实，无力虚。狂言乱语沉细死，无言无语缓莫疑。

三十九、凡病，前宜表里和解及归脾，再调气血痰。任意治之，不外参、苓、芎、归，再加术、草、芍、地，应陈皮倚着八珍用。

四十、凡脉浮大数，或两手浮大数，或轻按浮、重按虚小，或肾脉重按无力不清，皆中气不足。微紧、微弦、微数，皆系脾胃不足。

四十一、凡脉，沉迟冷汗出，险；沉细冷汗出，死；洪大冷汗出，立死。

四十二、如脾脉顿数，肾脉重按无力不清，外无表症，宜补中益气。尺脉大于寸脉，阴盛阳虚，宜汗。寸脉大于尺脉，阳盛阴虚，宜下。尺脉浮而有力宜表，无力补中；沉而有力滋阴降火，无力地黄丸之类。

四十三、凡脉，洪滑系阳脉，无痰则为富者脉，洪大、浮大俱为病脉。沉细系阴脉，沉迟寒，沉数热，倘沉实、细、数俱为病脉。

四十四、左脉微弱，右脉豁大有力，方用六味地黄丸加五味子、干姜、益智。

四十五、右尺大，君不主令，相火代之，邪火不杀谷，宜温火以生土，六味地黄丸加五味子、干姜、益智。

四十六、血证脉见豁大无力可延，短数、细数、紧数、豁大有力不祥。

四十七、凡身热有汗，俱属血分虚。若脉浮大无力，作阴虚治之必不效。

四十八、唯脉浮大有力者，六味地黄丸加人参，或作汤服。

四十九、下部见数，不得用干姜，宜附子升起；上部见数，宜用干姜，以其温中达下也。

五十、心脉洪大，命门脉不起，是为心之正脉，主富；匀净，主贵；沉小，亦是正脉；豁大，心包络少血，宜归脾汤之类；脉见短涩，俱是心包络不足。

五十一、肝脉弦长，脾脉缓，不唯无病，且富且贵。

五十二、肝脉弦长，脾脉短，是为脾阴不足，宜山药、莲子、五味子之类；带数，中气不足，宜补中益气汤。

五十三、脾脉缓，但肝脉或弦，或紧，或弦紧洪数，俱从肝治之。

五十四、肺脉短涩，心脉浮洪，宜利小便。肺脉浮大，或豁大，或微细，虽心脉不平，亦当从肺治之。

五十五、浮而有力，表实当汗；无力，阳虚当温。沉而有力，积滞燥粪当下；无力，阴亏当补。

五十六、凡豁大之脉，俱是阳虚。

五十七、沉而紧数属热，脾阴不足也，四物汤加知、柏之类。沉而短数、细数，俱从内治之。

五十八、脉见于右手不平者，莫作外感有余治。脉见于左手不平者，莫作内伤不足治。

五十九、左曰有余，右曰不足。

六十、若脉浮大数，宜于气分中佐以血药。若沉细之脉，宜于血分中兼用气药。

六十一、人之为病，虽曰虚、实、寒、热四者，而多兼见焉。

六十二、热则流通，凡浮、大、数者皆热也。

六十三、寒则坚凝，凡沉、小、迟、短皆寒也。

六十四、实则形刚，滑、弦、紧皆实也。

六十五、虚则形柔，涩、濡、缓皆虚也。

六十六、浮为在表，沉为在里，大数为热，小迟为寒，长为热流通，短为寒凝结，实为邪气实，虚为正气虚，弦紧为痛，短坚为积聚，濡缓为湿，缓大为湿热，滑为血实、为痰，涩为血虚有郁。

六十七、凡右关缓而有力者，胃强脾弱，白术一钱，白豆蔻仁三分，甘草五分，陈皮五分，共为末，肉汤调服。

六十八、凡细脉宜沉细而起，是为阳虚之渐。转沉而数，痨瘵不治之症，脉在中，不死。

六十九、弦脉，甘酸之剂皆可用，黄芪建中汤之类、甘草芍药汤。

七十、洪脉，甘寒之剂皆可用，热邪所伤，三黄丸、调胃承气汤可也。

七十一、脾胃缓脉，如得本经太过，湿邪所伤，除湿淡渗之剂皆可用，平胃加白术、茯苓，五苓散。

七十二、涩脉，燥热所伤，甘温甘润之剂皆可用，异功散加当归、四君子加熟地。

七十三、沉细脉，寒邪所伤，甘热之剂皆可用，理中汤、四逆汤。寒甚者，理中加附子、益黄散、养胃丸。

七十四、六脉俱弦，指下又虚，脾胃虚弱之症。

七十五、六脉沉紧，按之不鼓，膀胱胜小肠也，此火投于水，大寒之症，宜温之。

七十六、脉沉厥，紧而涩，按之空虚。若洪大而涩，按之无力，犹为虚寒之症，况沉紧按之空虚者乎，是阴寒在内，中下焦虚寒之极。

七十七、脉来缓而弦急，按之指下洪大，皆中之下得之，脾土受邪。

七十八、脉大则无火，脉细则无水。

② 清·黄宫绣《脉理求真》（节选）

五脏六腑，其脉靡不悉统于肺。肺虽五脏之一，而实为气之大会，故于右关之前一分号为气口，候之以占终身焉。

头痛在上，本应寸见，而少阳阳明头痛，则又在于两关，太阳（膀胱）头痛，则又在于左尺。是痛在于上者，又不可以上拘矣。淋遗在下，本应尺求，而气虚不摄，则病偏在右寸，神衰不固，则病偏在左寸。是淋遗在下者，又不可以拘矣。

以脉主病而论，则浮为风，紧为寒，虚为暑，濡为湿，数为燥，洪为火，此六淫应见之脉也。喜伤心而脉缓，怒伤肝而脉急，恐伤肾而脉沉，惊伤胆而脉动，思伤脾而脉短，忧伤肺而脉涩，悲伤心而脉促，此七情受伤之脉也。脉之主病如是。

❸ 清·费伯雄《医醇剩义·脉法》（节选）

脉乃命脉，气血统宗；气能率血，气行血从。

右寸为肺，所以主气；百脉上通，呼吸所系。左寸为心，生血之经；一气一血，赖以养形。……胸中附右寸，膻中附左寸……

其在右关，脾胃属土；仓廪之官，水谷之府。（右外以候胃，内以候脾。土为万物之母，脾胃不败，则正气犹存，病家所以重胃气也。）

其在左关，肝胆之部；风阳易动，不宜暴怒。（左外以候肝，内以候膈。肝胆应春，所以生长，然风阳易动，亢则为害，最宜善调。）

右尺命门，釜下之火；日用必需，是可补助。（经谓尺外以候肾，尺里以候腹。五脏惟肾有两枚，故两尺不分左右，皆属于肾。腹中则统命门，大小肠、膀胱皆在其中。究竟不分配，则混淆无主，后人无所持循。今将命门归于右尺，大肠隶之，命门火衰，便不能熏蒸脾土，百病从此而生，但宜善为温养，不可过燥。）

左尺肾水，性命之根；与右尺火，并号神门。（肾归左尺，膀胱、小肠隶之。天一生水，性命之原。尺脉有神，纵有重恙，犹能转吉；若两尺败坏，决无生理。）

部位既明，当知脉象。切脉之时，不宜孟浪。以我中指，先按关上；前后二指，寸尺相向。

脉有七诊，浮中及沉；左右判别，上阳下阴。（寸脉浮取，关脉中取，尺脉沉取。左与右，即左右手分属之脏腑；上与下，即寸以候上、尺以候下也。）

九候之法，即浮中沉；三而三之，分部推寻。（浮以候寸，中以候关，沉以候尺，是合寸、关、尺为三候也。每部之中，又各有浮、中、沉三候，是分寸、关、尺为九候也。）

男脉左大，女脉右盛；男子寸强，女子尺胜。（男为阳，女为阴，故男脉左大，女脉右大。男子寸盛尺虚，阳胜阴也；女子尺盛寸虚，阴胜阳也。）

五脏之脉，各部分见；先能知常，方能知变。（五脏之脉，各有本象，反常则为病。）

心脉浮大，肺脉浮涩，肝脉沉弦，肾脉沉实，脾胃之脉，和缓得中，右尺命火，与心脉同。

临诊脉时，虚心静气。虚则能精，静则能细。以心之灵，通于指端，指到心到，会悟参观。（切脉之道，全贵心灵手敏，活泼泼地一片化机，方能因应……）

脉来太过，外感为病；脉来不及，内伤之症。

浮脉在上，轻按即得，肌肤之间，百不失一。沉脉在下，主里主阴，按至筋骨，受病最深。

浮沉迟数，脉之大端，四者既明，余脉详看。（浮迟表寒，浮数表热，沉迟里寒，沉数里热。余可类推。）

注：本书节选的主要是明清时期的一些著名医书中的论脉部分，由于它们不是脉学专著，所以受到的关注较少，其实里面有很多精华论述。相反，那些著名的脉学专著如《脉经》《濒湖脉学》因广受关注，所以不在本书节选之列。

同时，也给大家介绍一些笔者阅读过的、觉得有价值和有收获的、对学习者有帮助的近现代脉诊书籍，有赵绍琴的《文魁脉学》、刘冠军的《中华脉诊》、邢锡波的《脉学阐微》等。

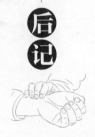

后记

一、正确认识脉诊

脉诊是中医的重要诊法，对临床诊疗有着重要的指导意义，作为一个中医工作者，我们应该努力掌握它，把它运用到临床实际当中去。要学习好脉诊，我们对脉诊一定要有一个正确的认识，这样，在脉诊学习中才不会出现偏差。

脉象是人体生理现象的客观存在，其中隐藏着许多不为人知的生命现象，随着科学的进步，人类将逐步揭开它的奥秘。脉诊是一门实用科学，既然是科学，就要用严谨的态度来对待它，它有它的适用范围，但也有其局限性，脉诊不是万能的，但也绝不是无用的。

中医脉诊由于奇特，被世人蒙上了一层神秘的色彩，以至于很多人认为脉诊无所不能，能够观察到体内的任何情况，也有一些医生故弄玄虚，夸大吹嘘，把自己说得像神仙一样。有本脉书上说能够摸出肾结石，甚至有几颗、有多大都清楚，还说能摸到肺上有个结节，有多大都能知道，还说心脏表面哪根血管堵了也知道，还说肚子上有什么瘢痕也能摸出来，把自己装成个脉神，江湖气息浓厚。

这种对脉诊的不正确做法，影响非常不好，误导了脉诊的学习者。中医的脉诊并不是要去跟西医比影像学，并不是要去追求和寻找患者体内某种形态学、病理学上的变化，如果是这样，那就把脉诊引向了邪路。追求这种无聊的神奇，最终只会把自己变成一个江湖游医，变成一个骗子。

中医的脉诊主要用于了解脏腑的寒热虚实和气血阴阳的变化，再结合左右寸关尺与脏腑的配属来进行判断，这才是关键。现代医学的检测手段在形态学变化方面可以说是细致入微了，但是人体的病变除了形态学上的变化之外，绝大多数却是功能上的变化，比如头痛患者，脑部CT之类的检查，十有八九是没什么异常的，但脉诊上就可以看出其到底是肝阳上亢引起的，还是气血不足引起的。还有肝胃不和的胃痛却现左关弦滑，这个胃镜怎么看得到？但脉诊可以摸得到，这就是脉诊的优势所在。当然，通过脉诊发现某部异常，可以提醒患者做针对性检查。

中医的脉诊也有很多缺陷，比如：白血病、脾大、血小板减少或增多、地中海贫血等很多疾病，脉象上也没有发现什么特别的变化；通过脉诊也无法知道是否患有糖尿病，无法知道是否患有痛风，无法知道是否患有乙肝或丙肝，也无法知道体内某处是否有结节、囊肿等。这些都是和现代医学无法比拟的。但是，这并不影响脉诊的实用性，我们把脉诊的优势方面发挥出来，照样可以造福人类的健康。

中医治病的原则总的说来就是调平阴阳，"寒者热之""热者寒之""虚则补之""实则泻之",那靠什么来判断呢？靠四诊，靠辨证，其中脉诊可以起到很重要的作用。所以，我们对脉诊的要求是辨清整体和分部的寒热虚实，以作为辨证开方的依据。如果能够把脉诊的这个优势发挥出来，你的中医水平就会有一个很大的提高，同时，你也会体验到中医治病的乐趣和奥妙所在，这个时候你的中医才入门了。

对于脉诊，我们应秉持不可神化、不可弃之不用的态度。

二、做一个现代中医

时代的进步可谓一日千里，过去的东西往往会给我们留下美好的回忆，可是再去追着那些东西、恢复那些东西是不现实的。中医伴随着我们民族的兴衰，也有过美好的时期，历代医家留下的医书汗牛充栋，在广袤的大地上和众多的人口中历练出了许多水平很高的中医大家。可是，随着西医的进入，中医受到了前所未有的冲击，时过境迁，物换星移，社会的进步、民众思想的变化使中医再也没有我们的前辈那种行医环境和土壤了。

在这种情况下，为了求得生存和发展，必须有变化，以适应现代社会的要求。就像生物进化一样，适者才能生存，如果做得好，照样能在现代社会里如鱼得水，中医工作者一定要有这个信心。

传统社会的中医前辈中医功底深厚，都要阅读和背诵大量的中医经典古籍，又有世代家传或师承名师，有严格的师徒相授规矩，同时，又有大量的急难重症的实践机会，所以他们的中医水平很高。但因为中医理论的局限性和科技的落后，他们对现代医学知识基本是一无所知，西医进入中国后，中医便相形见绌，缺点暴露无遗，西医受到了人们广泛的欢迎和接受，中医便一落千丈，退出了曾经的主流医学地位，几乎到了灭亡和遭到废除的地步。

随着时间的推移和人们认知水平的提高，大家对中医的看法又出现了转变。西医虽然好，但并不完美，同样也有许多缺点和不足的地方，比如副作用问题、只是对症治疗而治标不治本、考虑问题太过局限和死板等，这使人们想起了中医的优点，重新唤起了人们对中医的关注，中医的前景又出现了曙光。经过一个循环，事物又回到了原点，不过已经发生了质的飞跃，中医必将以一个新的姿态出现，我们要顺应这种变化，那就要做一个现代中医。

什么是现代中医呢？那就是既懂中医又懂西医的中医，是会看西医的检查报告但不用西药的中医。在现在的环境下，要想做好一个医生，不懂西医是不可能的，因为你不了解病情，又不能向患者作出满意的解释，患者也不会答应。所以，西医知识也一定要学好，西医的解剖学、生理学、内外妇儿等学科的知识都要学好，还要会看检查单、化验单。我虽然热爱中医，但我也钻研西医学。西医易学，中医难精，要想坚守自己的中医初心，不被西医同化是很难的。

学习西医的目的，并不是要把自己变成一个西医和用西药来看病的医生，而是要借鉴西医的优势方面，把疾病认识得更清楚一些，从而更好地为中医辨证施治所用。毛泽东主席说得好，"古为今用，洋为中用"，这句话非常适合现代中医，我们要学习古代、借鉴现代的。但是，不管学了多少西医的知识，都要明白自己是一个中医，不能妄自菲薄，要相信五千年的中华文化沉淀了无数人的聪明智慧，绝对是值得我们去继承、去发扬的。

总之，做一个既懂中医又懂西医的现代中医，站稳中医立场，发挥中医优势，那么，中医一定能够为全人类的健康事业做出巨大的贡献！

陈启松

2023年1月15日于广州